Genussvoll abnehmen mit DIABETES

W0400999

DiABETES
RATGEBER

Inhalt

Ratgeber

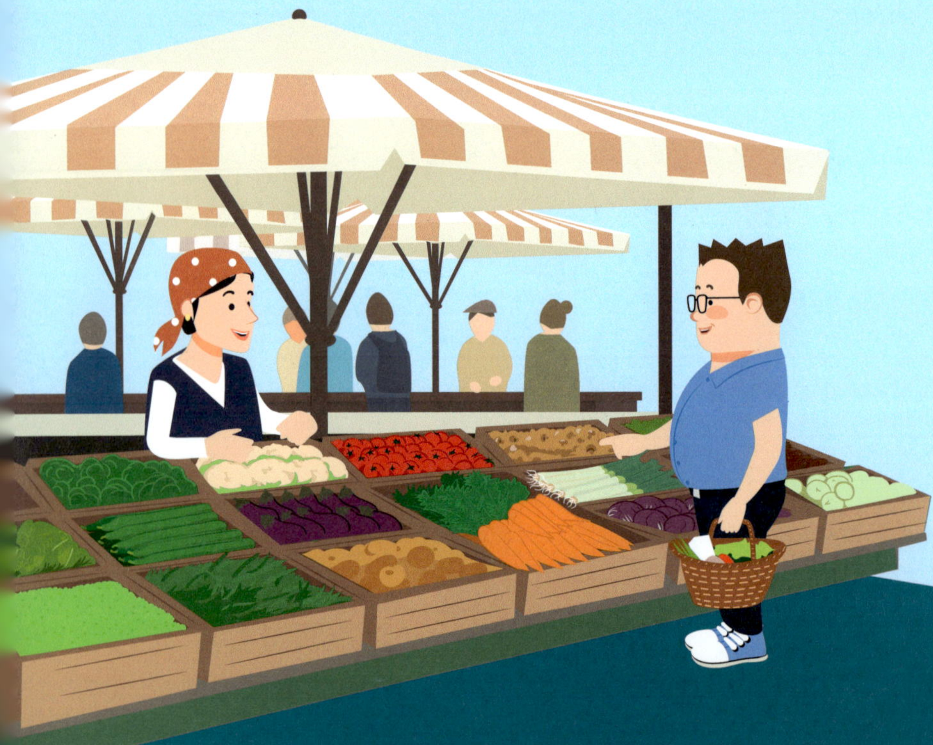

Rezepte

Vorwort

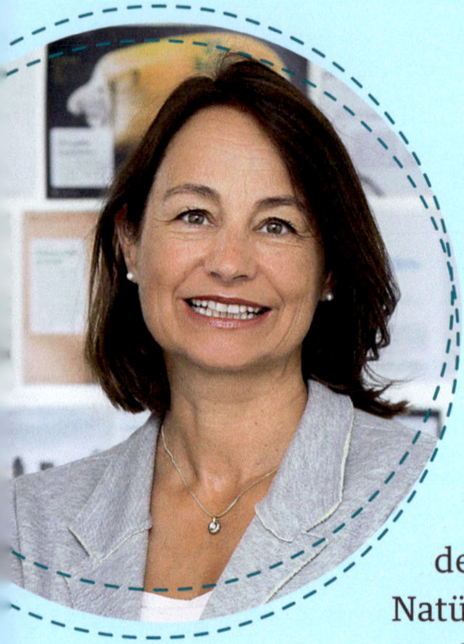

Wie schön, dass Sie sich für unser Buch und unsere Rezepte entschieden haben, um nachhaltig schlanker zu werden. Eines verspreche ich Ihnen schon jetzt: Um eine Crashdiät geht es auf den folgenden Seiten ganz bestimmt nicht. In diesem Buch geht es um Genuss.

Warum das so ist? Weil wir einseitige Diäten für den falschen Weg halten, um Gewicht zu verlieren. Natürlich nehmen Sie kräftig ab, wenn Sie ein paar Wochen lang gewaltsam Kalorien reduzieren und sich mit Magenknurren durch den Tag quälen. Auf Dauer hält das aber keiner durch. Und deshalb verpufft der Erfolg in der Regel wieder. Wenn Sie sich nach der Crash-Diät wieder ernähren wie zuvor, bringen Sie das Gewicht, das Sie sich mühsam heruntergehungert haben, bald wieder auf die Waage - und in der Regel gleich noch ein paar neue Kilos drauf.

Unser Ansatz ist ein anderer: Wir zeigen Ihnen, wie Sie ausgewogen, gesund und kalorienarm kochen - ohne dass Sie hungern oder verzichten müssen. Unser Konzept ist langfristig gedacht. Es hilft Ihnen, nachhaltig an Gewicht zu verlieren. Gerade für Menschen mit Diabetes ist das besonders günstig. Denn mit einer gesunden Ernährung bessern sich meist auch die Blutzuckerwerte. Wir legen großen Wert darauf, dass unsere Rezepte nicht zu Blutzuckerspitzen führen und alle wichtigen Nährstoffe in der perfekten Kombination enthalten sind. Spielerisch und nebenbei lernen Sie außerdem wichtige Tipps zur gesunden Ernährung und für Ihren Alltag kennen.

Viel Spaß beim Ausprobieren, Schlemmen und Abnehmen wünscht Ihnen Ihre

A. Köhle

Anne-Bärbel Köhle

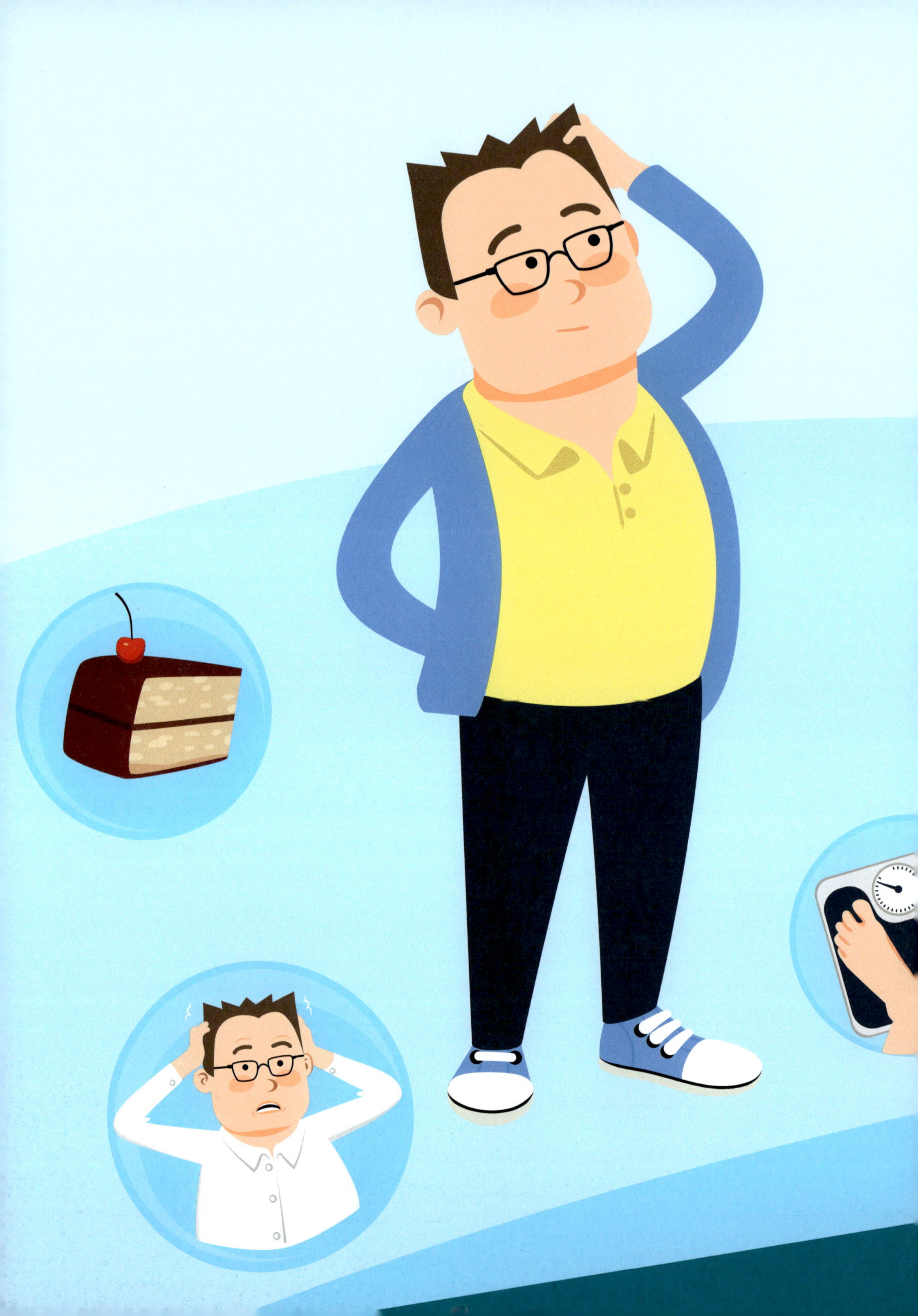

Ratgeber

**Wie es gelingt,
auf gesunde und genussvolle
Weise abzunehmen**

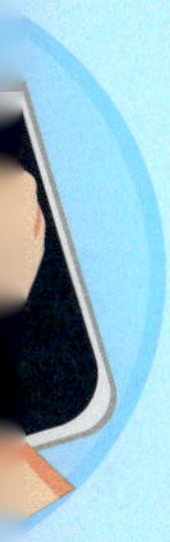

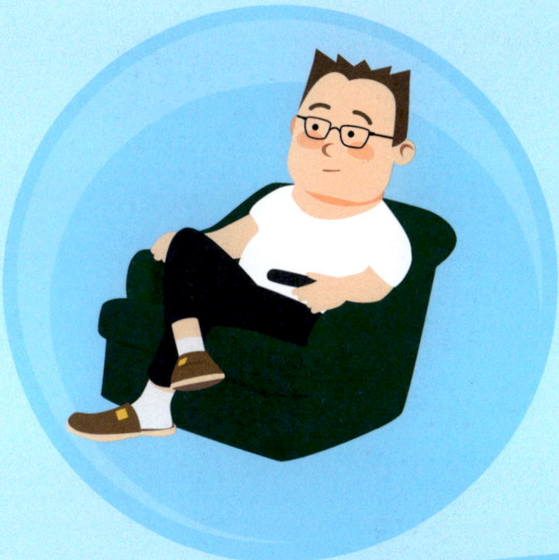

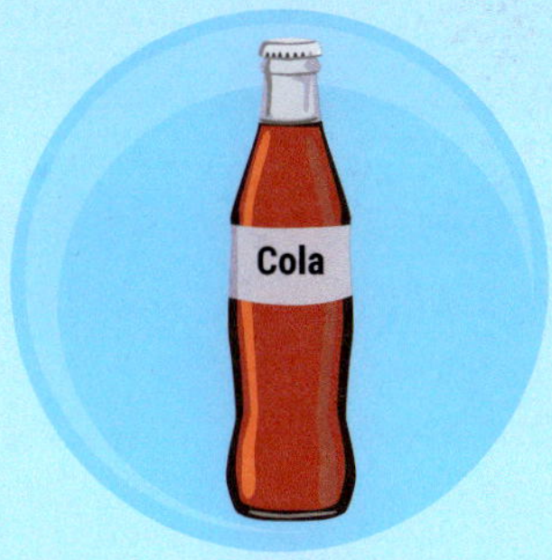

Jedes Kilo zählt

Was hat das Essen mit Diabetes Typ 2 zu tun?

Sehr viel, denn durch den Abbau von Übergewicht lässt sich ein Typ-2-Diabetes messbar lindern und in einigen Fällen sogar heilen. Hungerkuren oder Crash-Diäten sollten Sie jedoch auf jeden Fall meiden. Denn auf Dauer hilft nur die Umstellung auf eine gesunde Ernährung. Mit jedem Kilogramm Körpergewicht schwindet auch das besonders ungesunde Bauchfett. Außerdem bessern sich erhöhte Blutdruck- und Blutfettwerte. Und wenn die Waage zwischenzeitlich stagniert, sollte man am Ball bleiben, denn jedes einzelne Kilogramm macht einen Unterschied. Verliert ein übergewichtiger Mensch fünf Prozent seines Gewichts, beeinflusst das bereits positiv den Stoffwechsel und die Gesundheit. Ideal wäre es aber, das Normalgewicht zu erreichen.

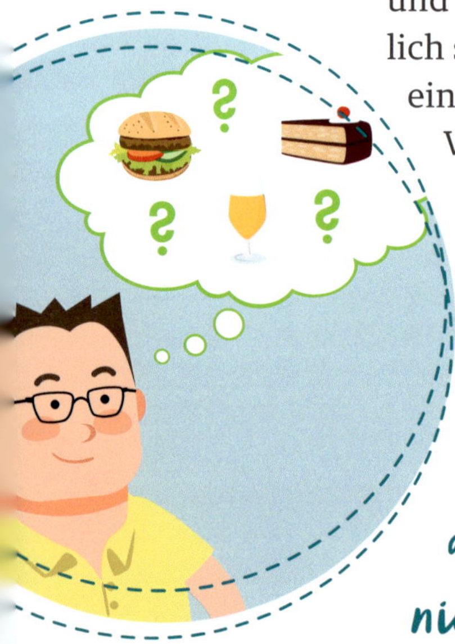

Wer seine Ernährung grundsätzlich auf „gesund" umstellt, muss auf nichts verzichten.

Übergewicht ist ungesund. Besonders das Fett im Bauch.

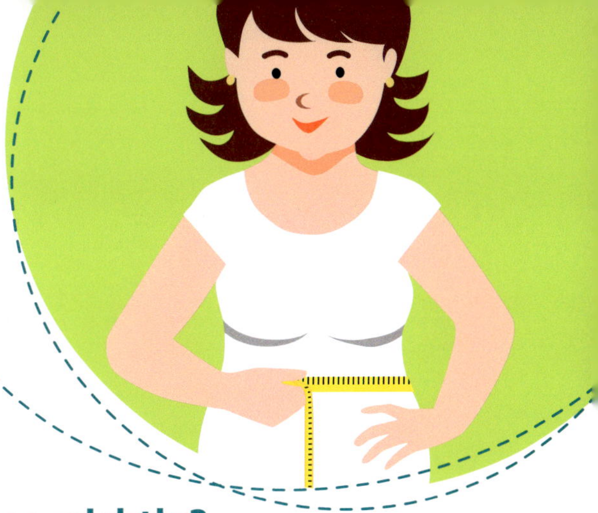

Warum ist Abbau von Übergewicht bei Typ-2-Diabetes so wichtig?

Wenn wir Kohlenhydrate zu uns nehmen, werden diese im Darm aufgespalten und als Zucker ins Blut abgegeben. Steigt der Blutzuckerspiegel, produziert der Körper Insulin, um Zucker aus dem Blut in die Muskelzellen einzuspeisen oder in der Leber zwischenzulagern. Das Insulin fungiert dabei wie ein Schlüssel: Es schließt die Zellen für den Zucker quasi auf.

Bei einem Typ-2-Diabetes ist dieser Mechanismus gestört. Die Zellen reagieren nicht mehr richtig auf das Insulin und mehr Insulin wird benötigt, um den Zucker in die Zellen zu befördern. Man spricht von einer „Insulinresistenz". Als Folge steigt der Zuckerspiegel im Blut, und die Bauchspeicheldrüse schüttet immer mehr Insulin aus. Dieses wiederum verstärkt die Insulinresistenz. Die gute Nachricht: Wird Bauchfett abgebaut, können die Zellen wieder besser auf das Insulin ansprechen.

So klappt gesunde Ernährung im Alltag

Ausgewogen genießen mit allem, was Ihr Körper braucht.

Die gute Nachricht ist: Wer Diabetes hat, sollte genauso gesund essen wie ernährungsbewusste Menschen ohne Diabetes. Und mit dem Kauf dieses Kochbuchs haben Sie den ersten wichtigen Schritt in die richtige Richtung getan. Sich ausgewogen zu ernähren bedeutet, selbst zu kochen, Fertigprodukte aus dem Supermarkt zu vermeiden, da sie meistens zugesetzten Zucker (und andere ungesunde Zutaten) enthalten, und nur dreimal täglich zu essen. Sie wollen sich genussvoll ernähren, dabei schlanker werden, ohne zu hungern, und ganz nebenbei auch noch Ihre Blutzuckerwerte verbessern? Dabei helfen Ihnen die 7 goldenen Regeln für gesunden Genuss.

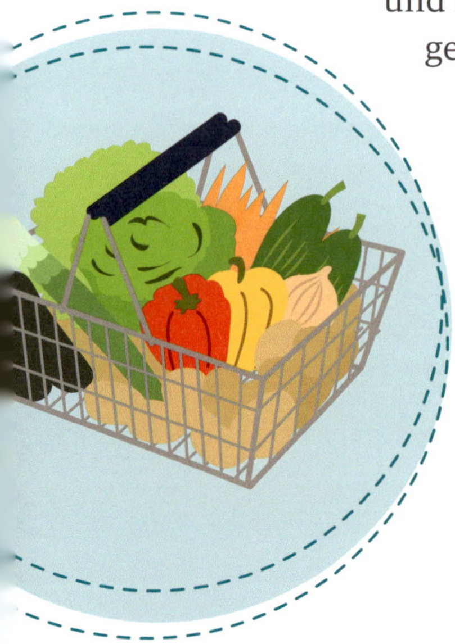

Kochen Sie am besten mit frischen, regionalen Zutaten. So wissen Sie, was auf den Tisch kommt.

7 goldene Regeln für gesunden Genuss

1. **Kochen Sie so oft wie möglich selbst.** So ernähren Sie sich gesund und ohne versteckte Dickmacher

2. **Meiden Sie verarbeitete Kohlenhydrate.** Dazu zählen etwa Brötchen, Toastbrot, Kuchen und Kekse aus Weißmehl

3. **Setzen Sie häufig auf Vollkornprodukte** - ob Brot, Reis oder Nudeln: Vollkorn macht satt und sorgt für bessere Zuckerwerte

4. **Verwenden Sie gesundes Pflanzenöl.** Es versorgt Sie mit wertvollen Fetten, die für die Gesundheit wichtig sind

5. **Essen Sie weniger Wurst und Fleisch.** Legen Sie Ihren Schwerpunkt auf pflanzliche Lebensmittel

6. **Verwenden Sie so wenig Zucker wie möglich.** Der meiste Zucker ist in Getränken und Fertigprodukten enthalten

7. **Genießen Sie häufig Gemüse und zuckerarmes Obst.** Diese gesunden Sattmacher liefen viele Vitamine und Mineralstoffe

1. Kochen Sie so oft wie möglich selbst.

So ernähren Sie sich gesund und ohne versteckte Dickmacher:
Frühstück, Mittag- oder Abendessen: Selbst gemacht ist immer die beste Wahl. Denn so vermeiden Sie Fertigprodukte, die oft einen hohen Zuckeranteil und viele verarbeitete Kohlenhydrate beinhalten. Mit den Rezepten aus diesem Buch sind Sie immer auf der sicheren Seite:

- Die Rezepte wurden so zusammengestellt, dass es zu keinem starken Blutzuckeranstieg kommt.
- Die Rezepte sind von einer Ernährungswissenschaftlerin entwickelt und von einer Diabetesberaterin geprüft.
- Die Speisen enthalten einen ausgewogenen Nährstoffmix.
- Alle Anleitungen enthalten auf einen Blick Angaben zu BE/KE (Broteinheiten und Kohlenhydrateinheiten, die für Insulin-spritzende Diabetiker relevant sind).
- Jedes Rezept ist Schritt für Schritt erklärt und leicht nachzukochen.

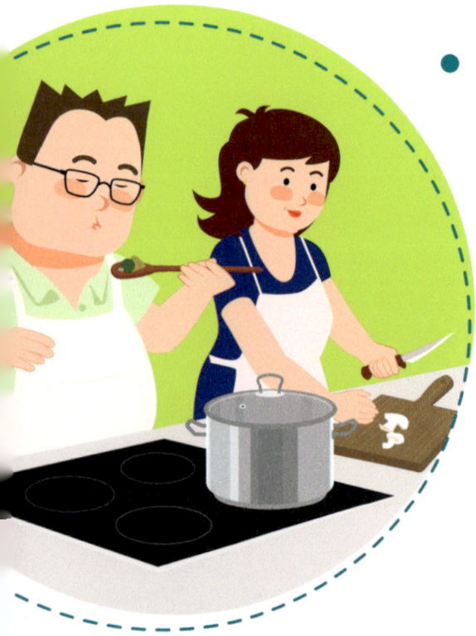

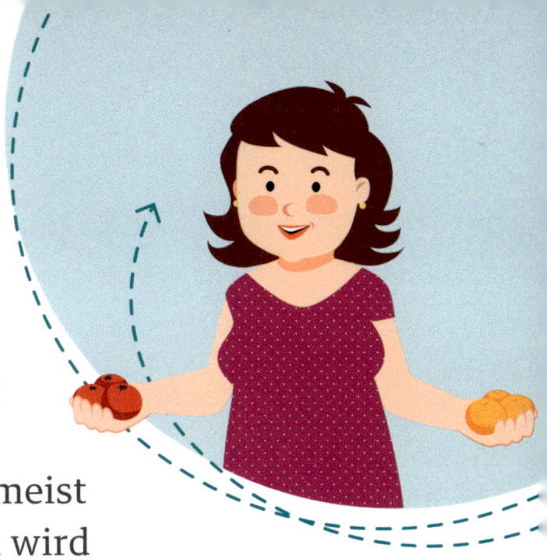

2. Meiden Sie verarbeitete Kohlenhydrate.

Dazu zählen etwa Brötchen, Toastbrot, Kuchen und Kekse aus Weißmehl.
Kohlenhydrate in unseren Lebensmitteln sind meist stark verarbeitet. Industriell hergestelltes Mehl wird ohne Schale und Keimling des Korns gemahlen. Ballaststoffe, Eiweiß, Vitamine und andere wertvolle Stoffe gehen so verloren. Was übrig bleibt, sind reine Kohlenhydrate, die Blutzucker und Insulinspiegel schnell steigen lassen. Setzen Sie daher auf unverarbeitete, naturbelassene Kohlenhydrate, zum Beispiel aus Vollkorngetreide oder Gemüse.

3. Setzen Sie auf Vollkornprodukte.

Ob Brot, Reis oder Nudeln: Vollkorn macht satt und sorgt für bessere Zuckerwerte.

Vollkornprodukte enthalten viele Ballaststoffe - diese sind nicht nur wegen der Verdauung eine kluge Zugabe der Natur. Sie verhindern auch, dass kohlenhydratreiche Nahrungsmittel den Blutzucker schnell erhöhen. Wer auf die Vollkorn-Variante bei Brot, Reis und Nudeln setzt, wird mit besseren Blutzuckerwerten belohnt und nimmt leichter ab.

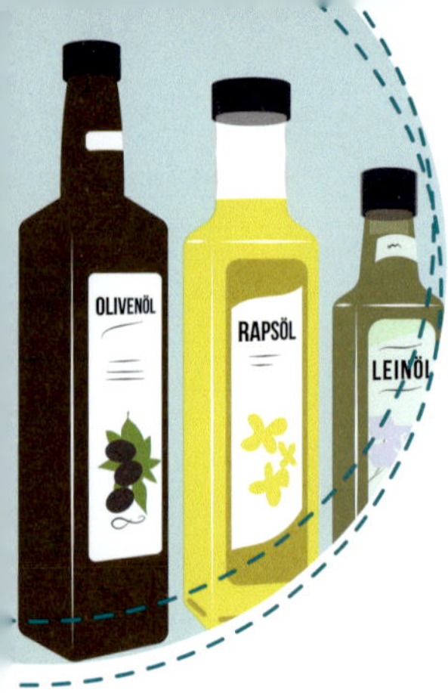

4. Verwenden Sie gesundes Pflanzenöl.

Es versorgt Sie mit wertvollen Fetten, die für die Gesundheit wichtig sind und den Insulinspiegel nicht erhöhen.
Einen besonders hohen Anteil an gesunden Omega-3-Fettsäuren haben Leinöl, Rapsöl und auch Walnussöl. Raffinierte Pflanzenöle, wie Sonnenblumen-, Distel- oder Maiskeimöl, sollten Sie meiden. In ihnen stecken überwiegend Omega-6-Fettsäuren. Achten Sie beim Verwenden auf das Etikett, denn nicht alle Öle sind zum Erhitzen geeignet. Olivenöl ist auch zum behutsamen Anbraten geeignet, etwa von Gemüse. Für scharfes Anbraten eignet sich ein kleines Löffelchen Butterschmalz oder Kokosfett.

5. Essen Sie weniger Wurst und Fleisch.

Legen Sie den Schwerpunkt Ihrer Ernährung auf pflanzliche Lebensmittel. Sie stehen im Zentrum der gesunden Küche.
Fleisch enthält wertvolles Eiweiß, Vitamine und wichtige Mineralstoffe wie Eisen. Empfehlenswert sind zwei Portionen zu etwa 150 Gramm pro Woche (300 Gramm bei sehr aktiven Menschen). Achten Sie beim Einkauf auf die Herkunft: Fleisch von Weidetieren liefert reichlich gesunde Omega-3-Fettsäuren, Bio-Fleisch enthält zudem weniger schädliche Rückstände. Wurst sollte man möglichst ganz meiden.

6. Verwenden Sie so wenig Zucker wie möglich.

Zucker versteckt sich nicht nur in Süßigkeiten, sondern auch in fast allen Fertigprodukten. Getränke wie Limonaden oder Säfte enthalten ebenfalls sehr viel Zucker. Zucker treibt nicht nur den Blutzucker hoch, sondern auch den Insulinspiegel. Oft wird Zucker als „Energie-Spender“ beworben. Lassen Sie sich davon nicht täuschen! Natürlich liefert Zucker Energie. Aber der Körper benötigt dafür keine Lebensmittel, denen Zucker zugesetzt wurde. Was er braucht, holt er sich aus den Kohlenhydraten der Nahrung: etwa aus Brot, Kartoffeln, Nudeln, Reis oder Gemüse. Wie Sie Zucker am besten reduzieren, lesen Sie auf S. 16/17.

7. Genießen Sie häufig Gemüse und zuckerarmes Obst.

3 Portionen Gemüse und 2 Portionen Obst sollten Sie täglich auf Ihren Speiseplan setzen. Aber bitte nicht zusätzlich, Gemüse und Obst sollten Bestandteil Ihrer Mahlzeiten sein. Die Rezeptideen im Buch nehmen diese Empfehlung schon mit auf, viele von ihnen enthalten Gemüse und Obst als gesunde Grundzutat.
Beim Obst lohnt es sich, genauer hinzusehen. Manche Sorten enthalten viel Zucker, insbesondere Fruchtzucker (siehe auch S. 19).

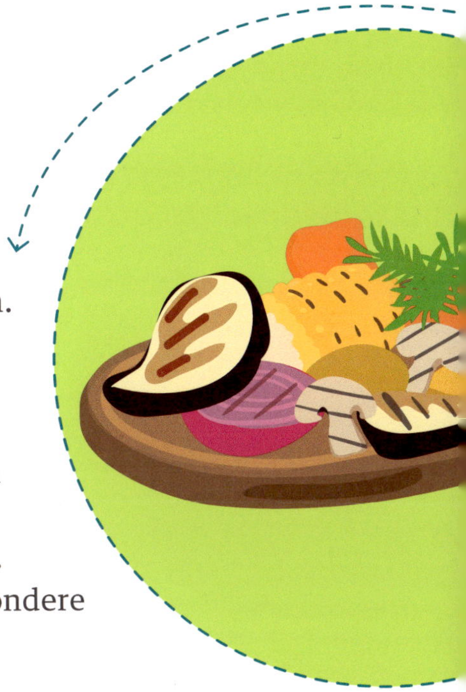

Zucker reduzieren, so gelingt's

Selber kochen und zubereiten ist der beste Weg, die Zuckermenge im Blick zu behalten. Das gilt auch für Getränke. Vermeiden Sie zuckerhaltige Getränke und aromatisieren Sie stattdessen Ihr Wasser mit einigen Scheiben Bio-Zitrone oder Minze.

Verzichten Sie nicht gleich ganz - wenn Sie bisher zwei Löffel Zucker in Ihren Cappuccino gegeben haben, versuchen Sie nur noch einen und später keinen mehr.

Strecken Sie gesüßte Produkte, zum Beispiel Fruchtjoghurt mit Naturjoghurt oder Fruchtsäfte mit Mineralwasser. Hier reicht oft schon ein Verhältnis von 1/3 Saft und 2/3 Mineralwasser.

Süßigkeiten sollten Sie nur in kleinen Mengen im Haus haben. Am besten greifen Sie zu

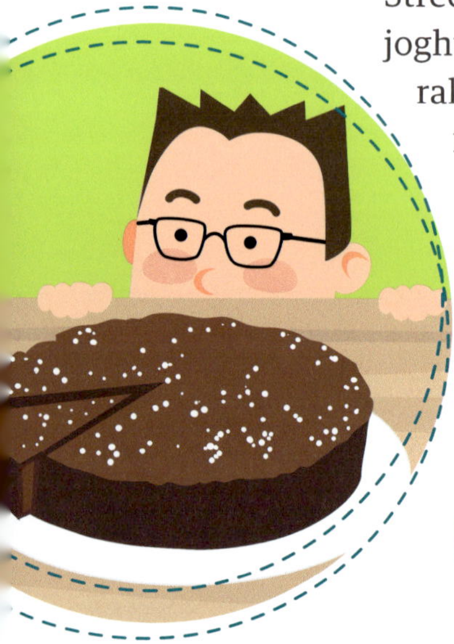

Auch bei Backrezepten lässt sich Zucker sparen.

dunkler Schokolade. Je dunkler, desto höher der Kakao- und desto niedriger der Zuckeranteil. Obst ist eine gute Alternative zu Süßigkeiten. Wählen Sie aber nicht die süßesten Sorten (s. Tabelle Seite 19).

Die Wirkung auf den Blutzucker- und Insulinspiegel ist schwächer, wenn schon Fett und Eiweiß im Magen sind. Daher: Wenn schon Süßes, dann am besten zum Nachtisch.

Vor allem bei Backrezepten lässt sich Zucker sparen. Hefe-, Mürb- und Strudelteig brauchen gar keinen Zucker. Bei allen anderen Rezepten können Sie bis zu einem Drittel weniger Zucker verwenden.

Zucker hat viele Namen

Agavendicksaft
Agavennektar
Ahornsirup
Brauner Zucker
Dattelzucker
Dextrin
Dextrose
Florida-Kristalle
Fruchtsaft
Fruchtzucker
Fruktosesirup
Fruktose-Glukose-Sirup
HFCS
Fruktosereicher Maissirup
Gerstenmalzextrakt
Honig
Invertzucker
Isoglukose
Karamellsirup
Kokosblütenzucker
Kokosnusszucker
Laktose
Maltodextrin
Maltose
Malzextrakt
Melasse
Raffinierter Sirup
Raffinose
Rübenzucker
Saccharose
Schwarze Melasse
Stärkesirup
Traubenzucker
Weizendextrin
Zuckerrohrsaft

Gemüse und Obst sind Superhelden der gesunden Ernährung!

Genießen Sie häufig Gemüse und Obst, als gesunde Sattmacher liefen sie viele Vitamine und Mineralstoffe.

3 Portionen, das sind 400 Gramm Obst und Gemüse pro Tag – so geht's:

- Planen Sie Ihren Speiseplan im Voraus und setzen Sie vermehrt auf Gemüse als Hauptmahlzeit.
- Drehen Sie das Verhältnis der Zutaten auf dem Teller doch einfach mal um: statt Pasta mit Gemüse, Gemüse mit Pasta.
- Zucchini, Kürbis oder Möhren eignen sich wunderbar für Gemüsenudeln.
- Suppen sind wahre Gemüsehelden – egal ob als Eintopf oder Cremesuppe.
- „Schummeln" Sie Gemüse unter Ihre Lieblingsgerichte: Kartoffelpuffer lassen sich mit Zucchini, Kohlrabi oder Möhren ergänzen, Bolognesesauce mit Linsen und klein geschnittenem Knollensellerie. Oder Sie probieren statt Risotto geraspelten Blumenkohl.
- Auf die Schnelle? Ein Rohkostteller oder ein Gemüsesaft sind eine gute Lösung, wenn mal keine Zeit zum Kochen ist.

Obst in Maßen ist eine gute Wahl, wenn Sie die richtigen Sorten wählen.

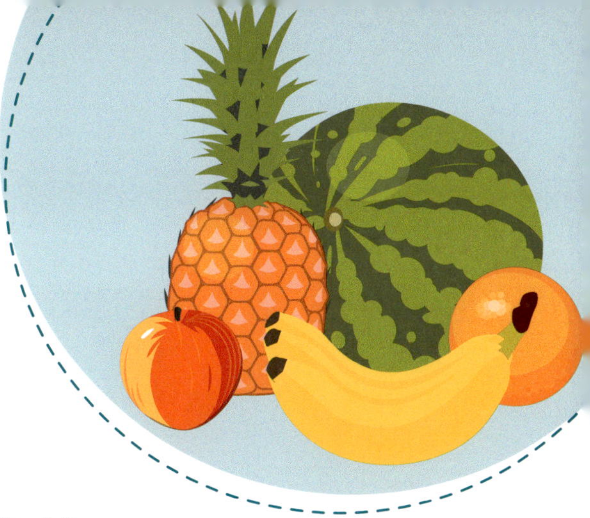

Gesundes Naschwerk

Von den Obstsorten in der linken Spalte können Sie täglich zwei Portionen essen.
Von den Obstsorten in der rechten Spalte sollten Sie deutlich weniger genießen, vor allem, wenn diese reif sind. Das macht sie noch süßer.

Wenig bis mäßig Zucker	Viel Zucker
Apfel	Ananas
Aprikose	Banane
Erdbeeren	Birne
Heidelbeeren	Dattel
Himbeeren / Brombeeren	Feige
Johannisbeeren	Granatapfel
Kiwi	Honigmelone
Orange	Kaki
Pfirsich	Kumquat
Pflaume	Mango
Preiselbeeren	Nektarine
Stachelbeeren	Physalis
Wassermelone	Süßkirschen
Zitrone / Limette	Weintrauben

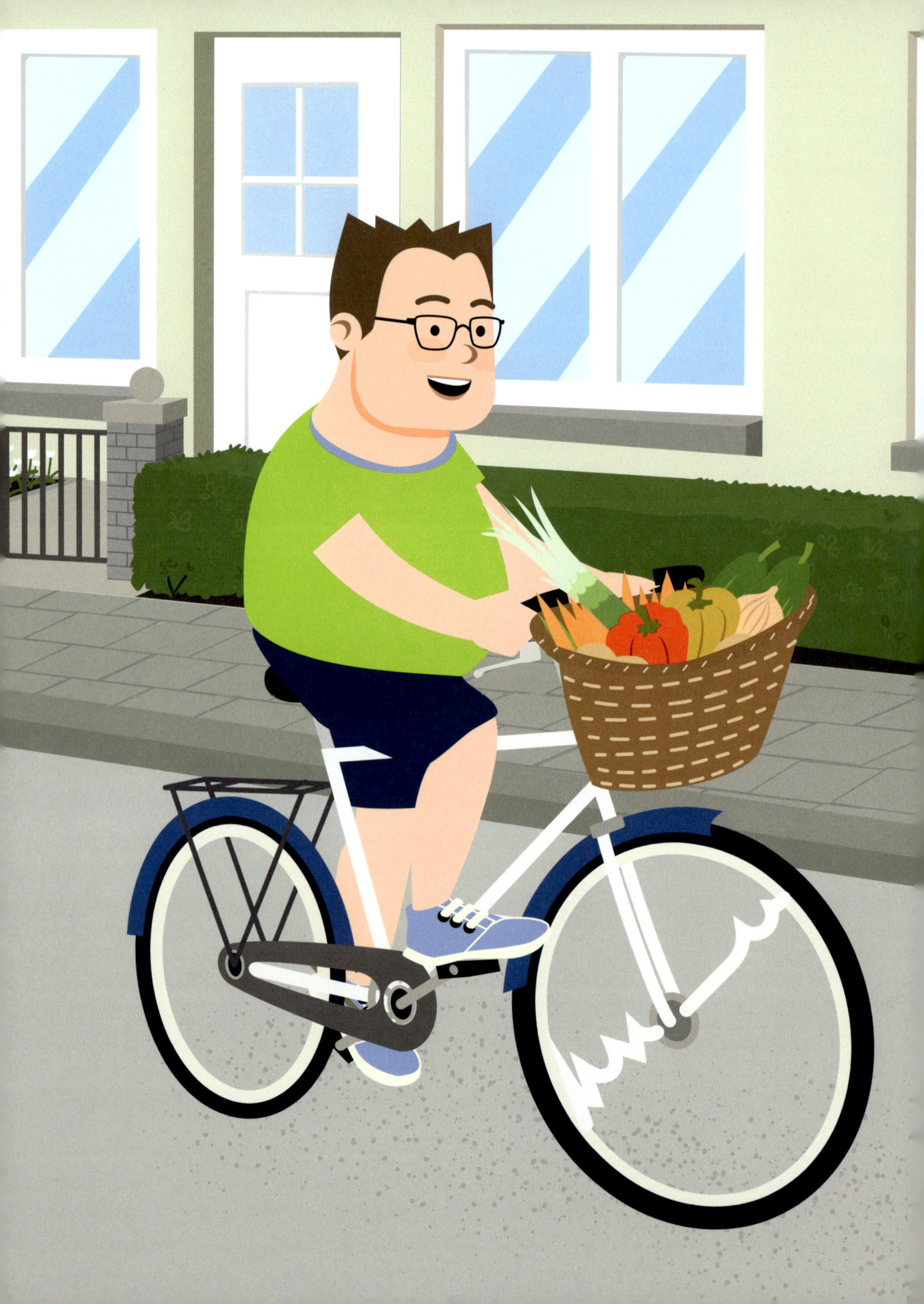

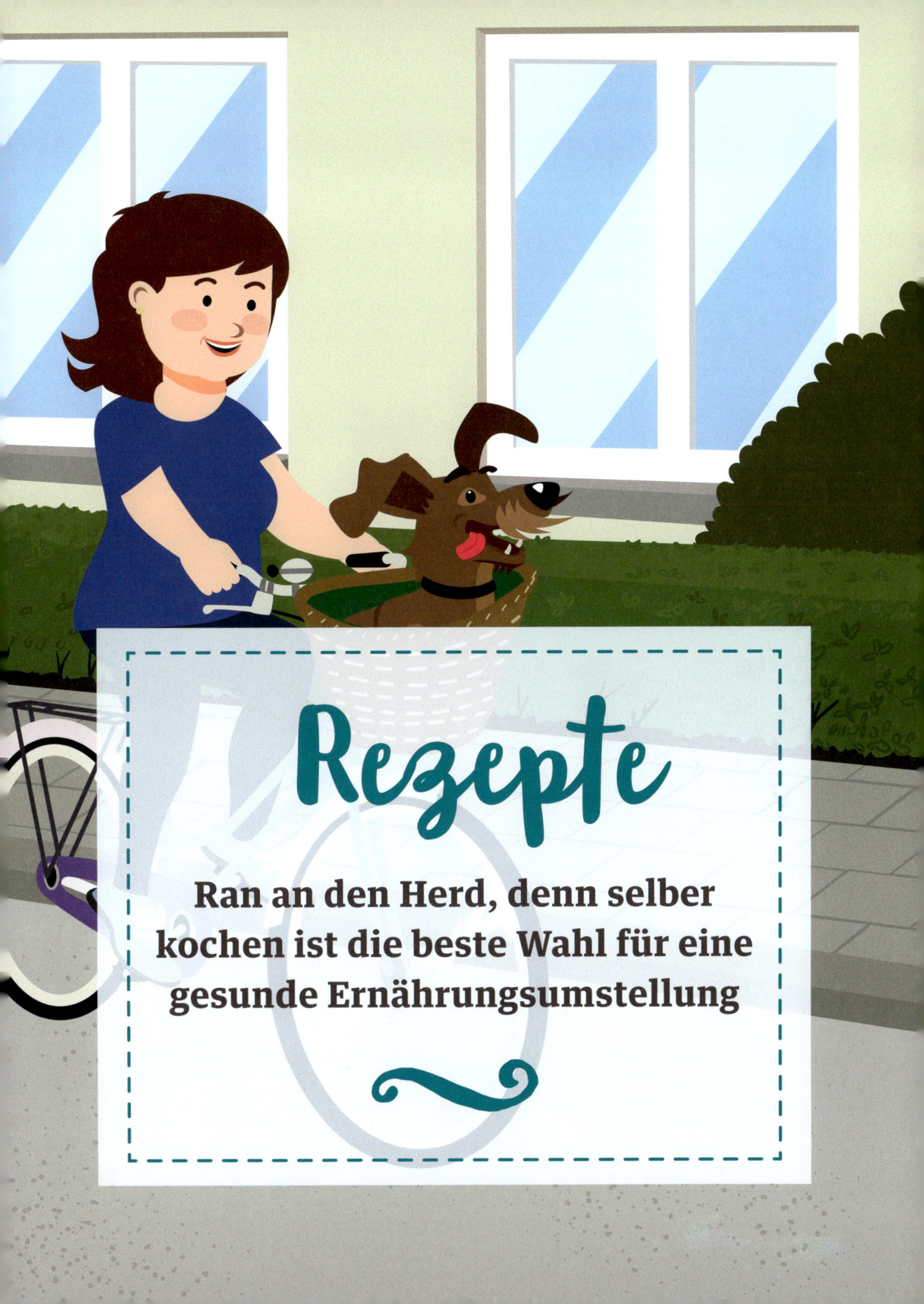

Rezepte

Ran an den Herd, denn selber kochen ist die beste Wahl für eine gesunde Ernährungsumstellung

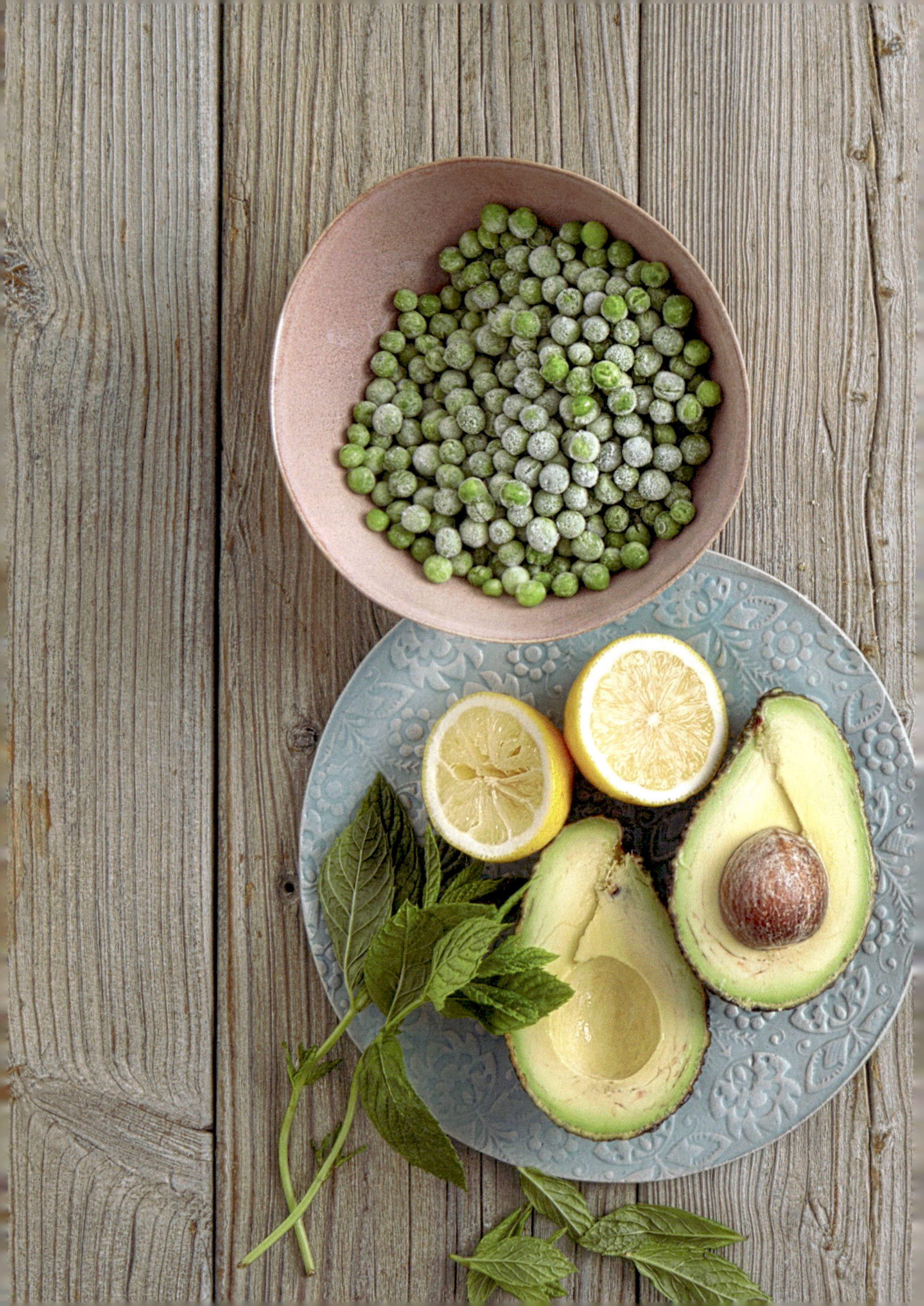

Salate und Gemüse

Salate und Gemüse, am besten frisch und saisonal sind unsere Stars der gesunden Küche

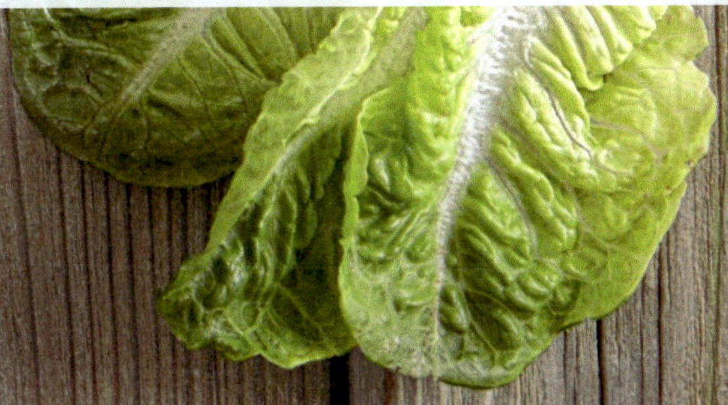

Frühlingssalat mit Erdbeeren und Ziegenkäse

Zubereitung

1. Feldsalat oder Portulak und den Spinat waschen und trocken schütteln. Fenchel putzen und in feine Streifen schneiden oder hobeln. Erdbeeren waschen, putzen und in Viertel schneiden. Alles auf zwei Teller verteilen.

2. Für das Dressing Essig, Honig und Öl verrühren, mit Salz und Pfeffer würzen. Den Salat damit beträufeln.

3. Den Ziegenkäse in 4 Scheiben schneiden. In einer beschichteten Pfanne ohne Fett auf beiden Seiten braten, dabei die Mandeln kurz mitrösten. Den Käse auf den Salat legen. Mit Mandeln und Fenchelgrün garnieren.

Für 2 Personen

- 75 g Feldsalat oder Portulak
- 1 Handvoll Babyspinat
- 1 kleine Fenchelknolle (mit Grün)
- 150 g Erdbeeren
- 2 EL Himbeer- oder Apfelessig
- ½ TL Honig
- 1 EL Öl
- Salz, Pfeffer (Mühle)
- 120 g Ziegenweichkäserolle (45 % Fett i. Tr.)
- 1 EL Mandelstifte

Tipp: Mit dieser leckeren Variante sparen Sie sogar Kalorien: Ziegenkäse und Mandeln durch 200 g Hähnchenbrustfilet in Streifen ersetzen. Filet leicht salzen und pfeffern, in einer beschichteten Pfanne in 1 EL Öl knusprig braten. Pro Person ca. 260 kcal, 0,5 BE/KE.

Zubereitungszeit:
ca. 20 Min.

Pro Portion:
ca. 305 kcal,
0,5 BE/KE

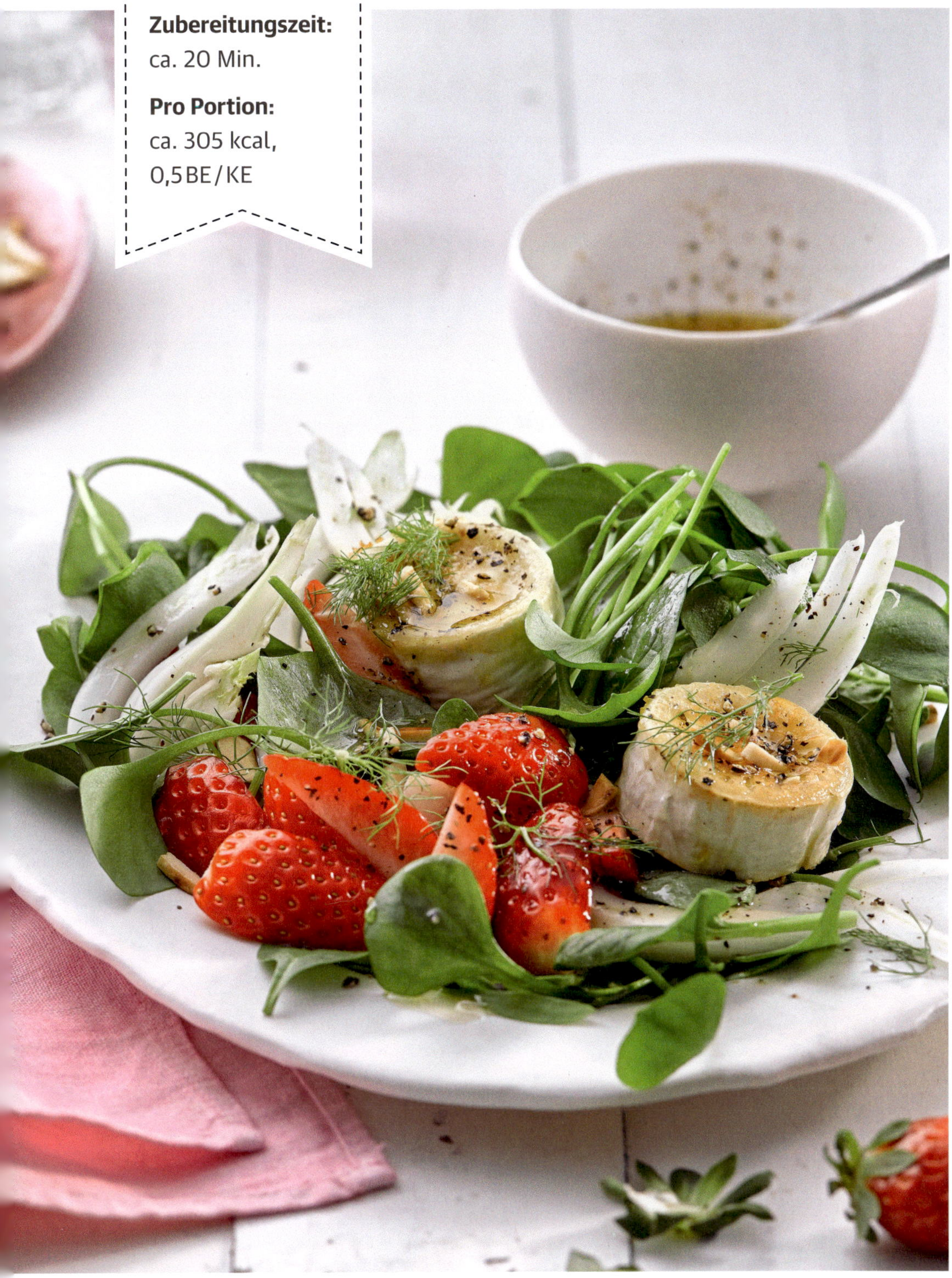

Regenbogensalat mit Dinkel und Rotkohl

Zubereitung

1. Dinkel nach Packungsanweisung in Brühe garen und abkühlen lassen. Essig, 1 TL Zitronensaft, Salz, Pfeffer und Öl verrühren. Das Dressing in ein Schraubglas (ca. 600 ml Inhalt) geben. Dinkel einfüllen.

2. Apfel waschen, entkernen und ungeschält fein raspeln. Mit restlichem Zitronensaft mischen. Möhre und Rotkohl putzen, waschen und beides raspeln. Fenchel putzen, waschen und in Streifen scheiden. Käse ebenfalls in Streifen schneiden. Die Sonnenblumenkerne in einer Pfanne ohne Fett goldbraun rösten.

3. Rotkohl, Fenchel, Apfel, Käse und Kerne auf den Dinkel schichten. Mit Salat und Fenchelgrün belegen. Das Glas verschließen und kühl stellen. Zum Essen auf einen Teller stürzen und alles vermischen.

Für 1 Portion

- 30 g Dinkel (schnell kochend)
- ca. 60 ml Gemüsebrühe
- 1 EL Weißweinessig
- 3 TL Zitronensaft
- Salz, Pfeffer
- 1 EL Öl
- ½ Apfel (60 g)
- 1 kleine Möhre
- 75 g Rotkohl
- 50 g Fenchel
- 30 g Schnittkäse (30 % Fett i. Tr.)
- 1 EL Sonnenblumenkerne
- 1 Handvoll Blattsalat

DIABETES RATGEBER

Diabetes-Tipp: Das ist das ideale Gericht für unterwegs oder zum Picknick. Wer keinen Käse auf dem Salat mag, kann stattdessen ein hart gekochtes Ei in Vierteln dazugeben. Dazu schmeckt ein Buttermilch-Dressing: 50 ml Buttermilch mit je 1 EL Zitronensaft und Öl, Salz und Pfeffer verrühren. Das ergibt dann ca. 435 kcal, 2 BE/2,5 KE.

Zubereitungszeit:
ca. 25 Min.

Pro Portion:
ca 405 kcal,
2 BE / 2,5 KE

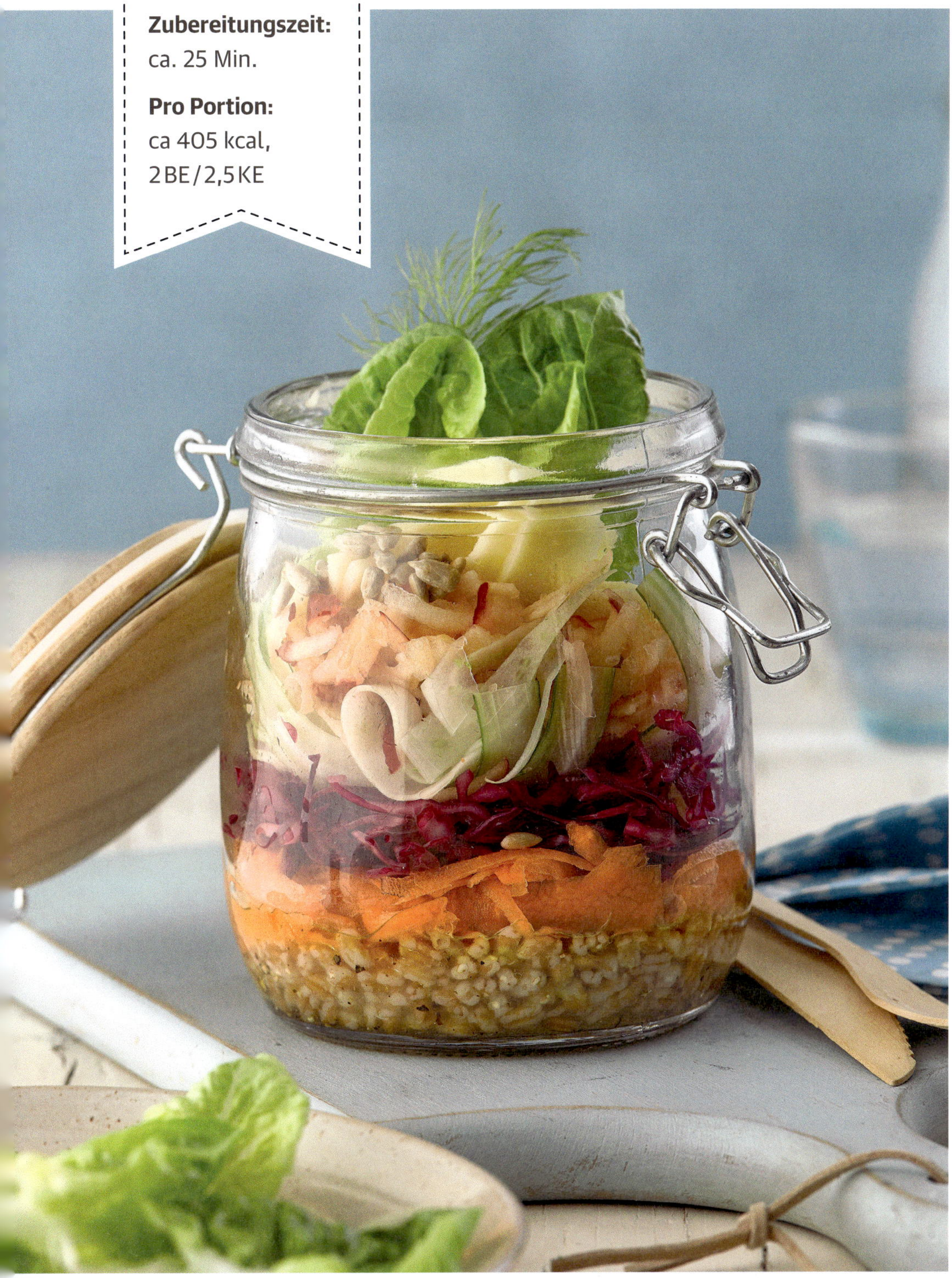

Schwarzwurzel-Chicorée-Salat mit Apfel

Für 2 Personen
- Saft von ½ Zitrone
- 300 g Schwarzwurzeln
- Salz
- 2 EL Apfelessig
- 3 TL Walnussöl
- 1 TL Honig
- Pfeffer
- Muskatnuss
- 1 rotschaliger Apfel (125 g)
- 1 Frühlingszwiebel
- 1 Chicorée (gelb oder rot, ca. 100 g)
- 1 Handvoll Feldsalat oder Winter-Portulak
- 50 g Blauschimmelkäse (25% Fett i. Tr).
- 20 g Walnusskerne

Zubereitung

1. 750 ml Wasser mit Zitronensaft mischen. Schwarzwurzeln mit Einweghandschuhen unter fließendem Wasser waschen, schälen und sofort in das Zitronenwasser legen, damit sie sich nicht braun verfärben. Die Stangen einzeln herausnehmen und schräg in Stücke schneiden. Dann im Zitronenwasser mit 1 Prise Salz 15 Minuten bissfest garen. Essig, 1 EL Wasser, Öl, Honig verrühren und mit Pfeffer und frisch geriebener Muskatnuss würzen.

2. Den Apfel waschen, vierteln, entkernen und in Würfel schneiden. Die Frühlingszwiebel putzen und in Ringe schneiden. Apfel und Zwiebelweiß vermischen. Die Schwarzwurzeln nach der Garzeit abschrecken und unterheben.

3. Chicorée, Feldsalat oder Portulak putzen, waschen und trocken schleudern. Chicorée in kleine Streifen schneiden. Den Käse in Würfel schneiden. Die Walnüsse in einer Pfanne ohne Fett goldbraun rösten und grob hacken. Salate auf Teller verteilen. Apfel-Schwarzwurzel-Mix daraufgeben und den Käse darüber verteilen. Mit Zwiebelgrün und Nüssen bestreuen.

Zubereitungszeit:
ca. 30 Min.

Pro Portion:
ca 300 kcal,
1BE/KE

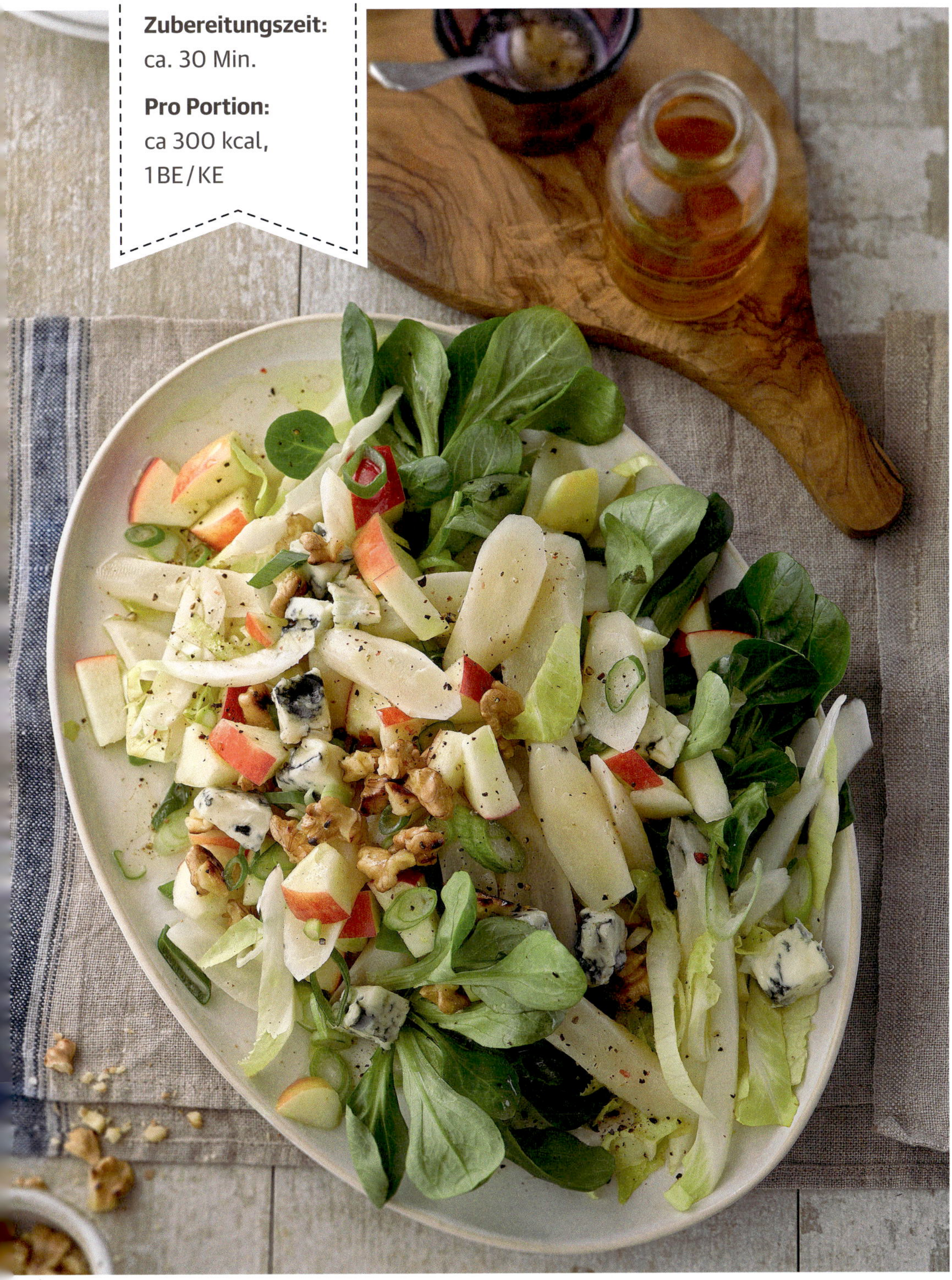

Feldsalat mit Kürbis und Birne

Zubereitung

1. Feldsalat und Radicchio waschen und trocken schütteln. Fenchel putzen, waschen, trocken tupfen und in Streifen schneiden. Alles auf zwei Teller verteilen.

2. Den Kürbis waschen, falls nötig, entkernen und grob raspeln. Die Birne waschen, halbieren, entkernen und in dünne Spalten schneiden. Mit 1 EL Zitronensaft beträufeln.

3. Den Kürbis in einer beschichteten Pfanne im Öl 2 Minuten braten. Mit restlichem Zitronensaft ablöschen. Mit der Birne auf dem Salat verteilen. Den Camembert in Würfel schneiden. Die Kürbiskerne in einer Pfanne ohne Fett goldbraun rösten.

4. Den Essig mit Honig verrühren und mit Salz und Pfeffer würzen. Den Salat damit beträufeln. Mit Kürbiskernöl, -kernen, Käse und Fenchelgrün garnieren.

Für 2 Personen

- 75 g Feldsalat
- etwas Radicchio
- 1 kleine Fenchelknolle
- 100 g Hokkaido-Kürbis
- 1 kleine Birne (100 g)
- 2 EL Zitronensaft
- 1 TL Öl
- 60 g Camembert (30 % Fett i. Tr.)
- 1 EL Kürbiskerne
- 1–2 EL Apfel- oder Weißweinessig
- 1 TL Honig
- Salz, Pfeffer (Mühle)
- 2 TL Kürbiskernöl
- Fenchelgrün

DiABETES RATGEBER

Diabetes-Tipp: Kürbiskernöl hat viele Vorteile gegenüber anderen Ölen: Dazu zählen eine cholesterinsenkende und entzündungshemmende Wirkung. Darüber hinaus wird dem Öl ein blasenstärkender Effekt zugeschrieben.

Zubereitungszeit:
ca. 20 Min.

Pro Portion:
ca. 240 kcal,
1 BE/KE

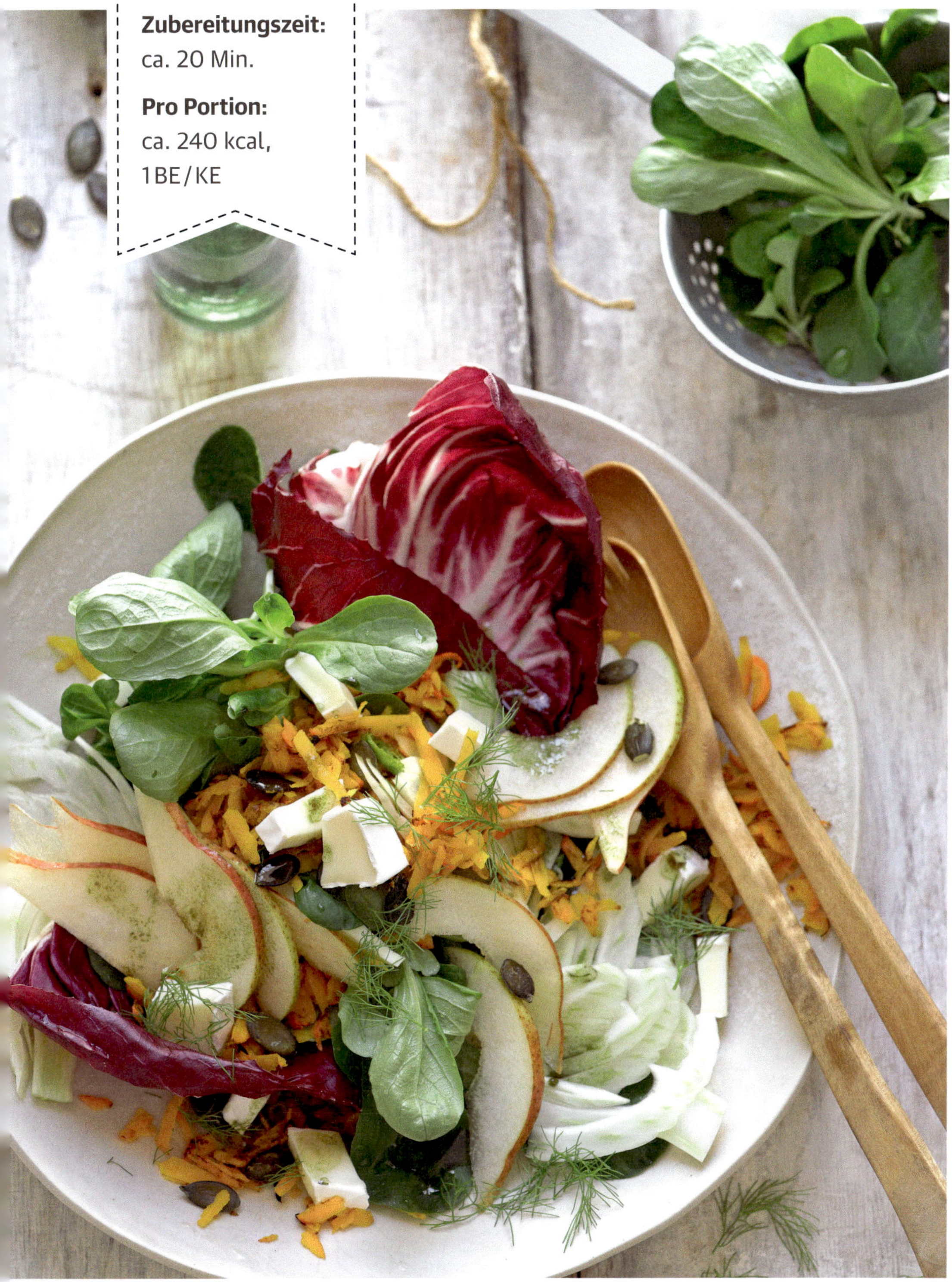

Italienischer Nudelsalat mit Mozzarella

Für 2 Personen

- 120 g kurze Vollkornnudeln (z. B. Farfalle, Fusilli)
- Salz
- 1 rote Zwiebel
- 1 kleine gelbe Paprikaschote
- 1 Knoblauchzehe
- 3 TL Olivenöl
- 4 EL weißer Balsamico-Essig
- ½ Tasse Gemüsebrühe (instant)
- 150 g reife Kirschtomaten
- 1 Packung Mini-Light-Mozzarella (125 g)
- Pfeffer (Mühle)
- 1 EL Pinienkerne
- Basilikumblättchen
- ½ Bund Rucola

Zubereitung

1. Die Nudeln in Salzwasser nach Packungsanweisung bissfest kochen, abgießen, abkühlen lassen. Inzwischen Zwiebel schälen und in Streifen schneiden. Paprikaschote putzen, waschen, entkernen und in Würfel schneiden. Knoblauch schälen und hacken.

2. Das Öl in einer beschichteten Pfanne erhitzen und die Paprika darin andünsten. Knoblauch und Zwiebel kurz mitbraten. Mit Essig und Brühe ablöschen und etwas abkühlen lassen. In eine Schüssel geben.

3. Tomaten waschen und halbieren. Nacheinander Tomaten, Käse und Nudeln ebenfalls in die Schüssel geben und unterheben. Mit Salz und Pfeffer abschmecken und 15 Minuten durchziehen lassen.

4. Die Pinienkerne in einer Pfanne ohne Fett goldbraun rösten. Basilikum und Rucola waschen, trocken tupfen und klein zupfen. Vor dem Servieren Rucola und etwas Basilikum unter den Salat mischen. In Schälchen oder auf Tellern anrichten und mit Pinienkernen bestreuen.

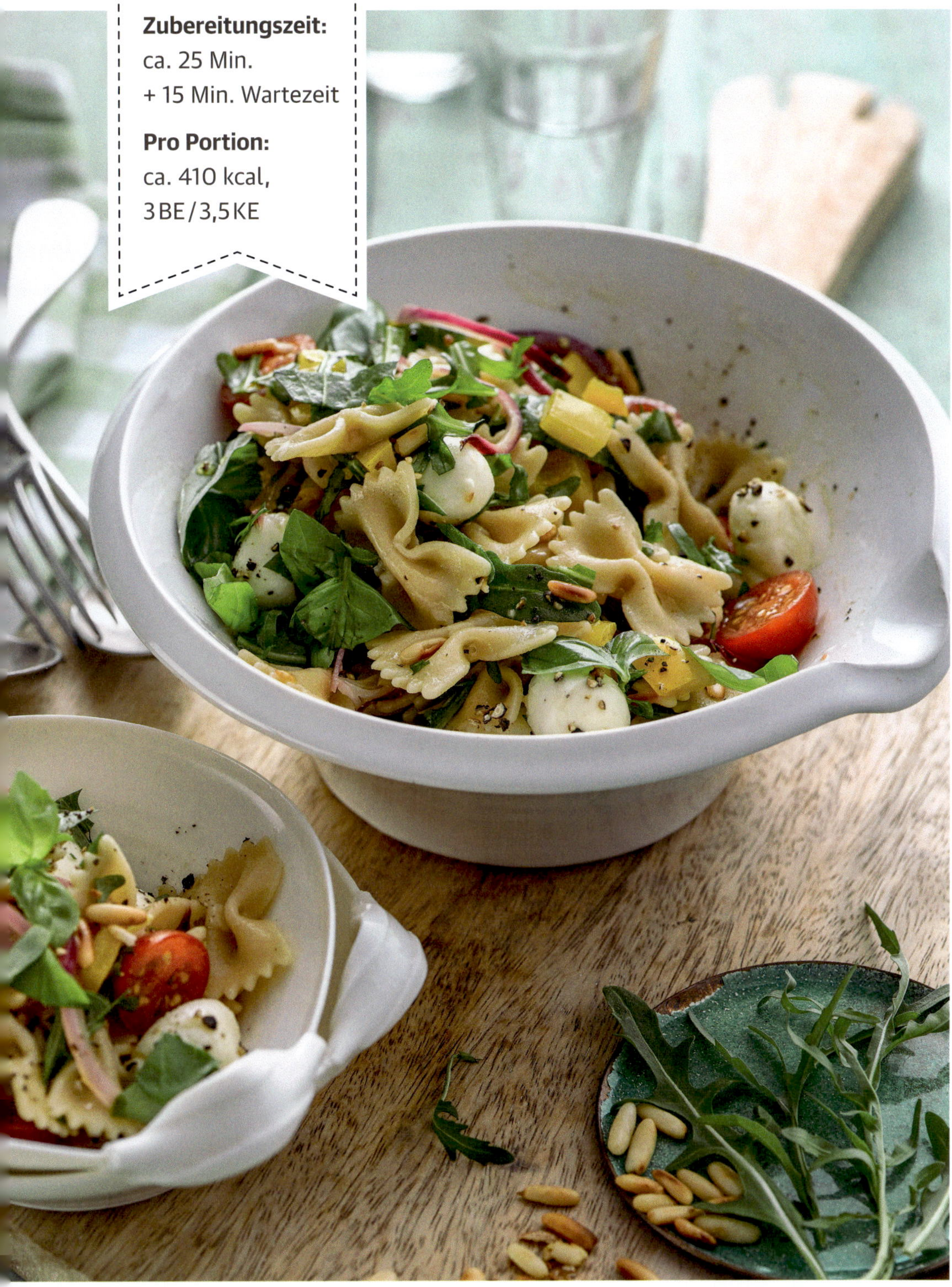

Zubereitungszeit:
ca. 25 Min.
+ 15 Min. Wartezeit

Pro Portion:
ca. 410 kcal,
3 BE / 3,5 KE

Bohnen-Tomaten-Salat mit Parmesanchips

Für 2 Personen

- 300 g grüne Bohnen (oder gelbe Wachsbohnen)
- 2 Zweige Bohnenkraut nach Belieben
- 1 kleine Fenchelknolle
- 100 g reife Tomaten
- 1 rote Zwiebel
- ½ Bund Rucola
- 2 EL Weißweinessig
- 1½ TL Honig
- 3 TL Olivenöl
- Salz, Pfeffer (Mühle)
- 40 g schwarze Oliven (entsteint)
- etwas Fenchelgrün
- 60 g frisch geriebener Parmesan

Zubereitung

1. Die Bohnen putzen, waschen, halbieren oder dritteln. Mit dem Bohnenkraut in reichlich Wasser 8 Minuten garen. Abgießen und den Sud auffangen. Die Bohnen abschrecken und das Kraut entfernen.

2. Die Fenchelknolle putzen und in Streifen schneiden. Die Tomaten waschen und achteln, dabei die Stielansätze entfernen. Die Zwiebel schälen und hacken. Den Rucola waschen, trocken schütteln und klein zupfen.

3. Essig, Honig und 1 bis 2 EL Bohnensud mit dem Öl verrühren, mit Salz und Pfeffer würzen. Bohnen, Fenchel, Zwiebel und Oliven mischen und das Dressing unterrühren. Tomaten, Rucola und Fenchelgrün unterheben und nochmals abschmecken. Den Salat auf Teller verteilen.

4. Den Backofen auf 200 °C vorheizen. Ein Backblech mit Backpapier belegen. Mit einem Teelöffel kleine Häufchen Parmesan daraufsetzen und flach drücken. Im Ofen 4 Minuten goldbraun backen. Die Chips sofort vom Papier lösen und auf dem Salat anrichten.

Zubereitungszeit:
ca. 30 Min.

Pro Portion:
ca. 350 kcal,
0,5 BE/KE

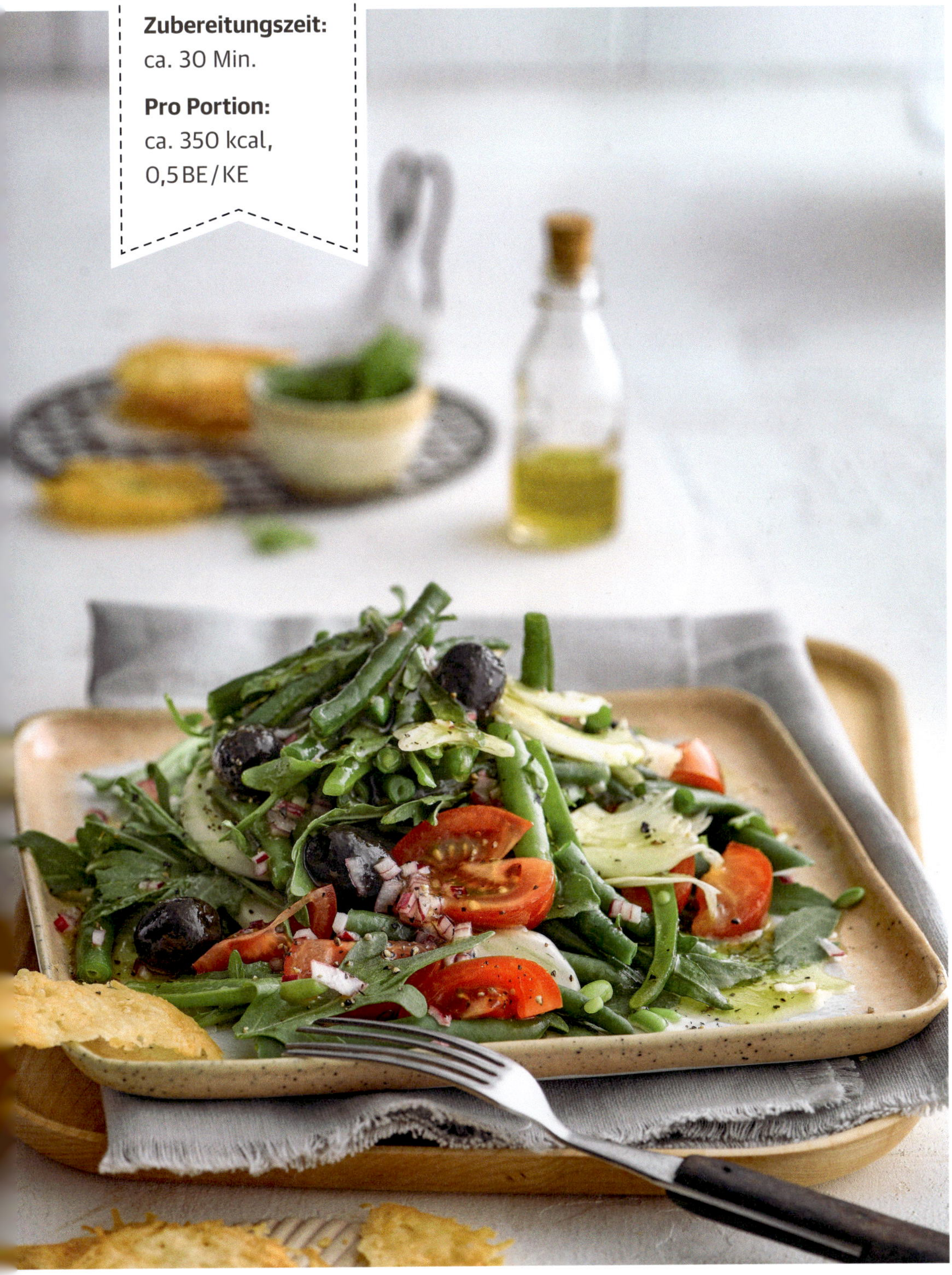

Gesunde Salatdressings

Fertige Salatdressings aus dem Supermarkt-Regal enthalten oft viel Zucker. Selbst gemacht haben Sie alle Zutaten im Blick und der Fantasie sind keine Grenzen gesetzt. Probieren Sie unsere Basics und variieren Sie mit frischen Kräutern.

Kräuter-Vinaigrette

Würziges Dressing mit frischen Kräutern. Ideal zu Salaten mit Tomaten, Gurken, Bohnen, aber auch zu Couscous oder Blattsalat.

Zubereitung
Pinienkerne ohne Fett anrösten.
Kräuter waschen, Blätter ggf. abzupfen.
Alle Zutaten im Mixer oder mit dem Pürierstab fein pürieren.
Vor dem Servieren mit 60 ml Wasser aufmixen.

Nährwerte:
Eine Portion enthält etwa 80 Kilokalorien und 0 BE/KE.

Tipp:
Durch das Anrösten von Kernen und Nüssen entfalten sie erst ihr ganzes Aroma.

Für 2 Personen
- 1 EL Pinienkerne
- 1 Knoblauchzehe, geschält
- ½ Bund frische Kräuter (z. B. Basilikum, Petersilie, Kresse)
- 1 EL dunkler Aceto balsamico
- Salz, Pfeffer aus der Mühle
- 2 EL Olivenöl

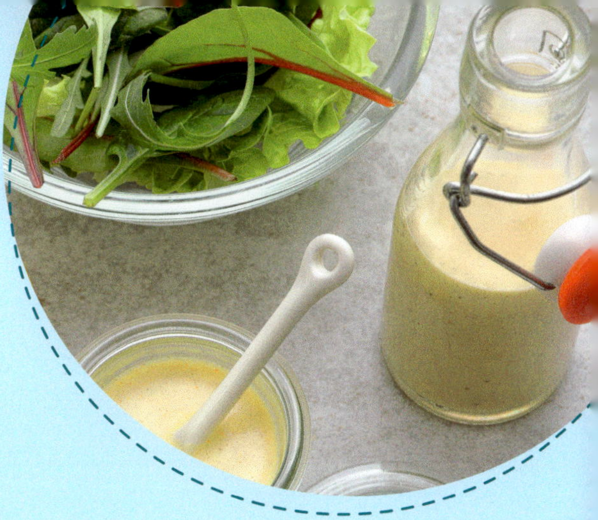

Orangen-Joghurt-Dressing

Frisches Dressing mit Orange und Joghurt: passt zu allen Blattsalaten, Fenchel, Möhren oder Chinakohl.

Zubereitung
Minzeblättchen abzupfen und hacken.
Alle Zutaten im Mixer oder mit dem Pürierstab aufmixen.

Nährwerte:
Eine Portion enthält etwa 40 Kilokalorien und 0,5 BE/KE.

Tipp:
Bereiten Sie Salatsauce ruhig auf Vorrat zu. Gut verschlossen im Kühlschrank halten sich Salatsaucen 2 bis 3 Tage.

Für 2 Personen
- 2 Stängel Minze
- Schale und Saft von ½ Bio-Orange
- ½ Becher Naturjoghurt (75 g, 1,5% Fett)
- 1 TL flüssiger Honig
- ½ TL süßer Senf
- Salz, Pfeffer aus der Mühle

Spargel mit Kartoffeln und Tomatensalsa

Zubereitung

1. Den Backofen auf 180 °C vorheizen. Die Kartoffeln waschen und ungeschält längs halbieren. Ein Blech mit Backpapier belegen und die Kartoffeln darauf verteilen. Die Schnittflächen mit 1 EL Öl bepinseln und salzen. Den Rosmarin waschen, trocken schütteln, die Nadeln abzupfen und hacken. Die Kartoffeln damit bestreuen. Im Ofen je nach Größe 20 bis 30 Minuten backen, dabei wenden.

2. Die Tomaten waschen, trocken tupfen und in Würfel schneiden. Die Frühlingszwiebel putzen und in Ringe schneiden. Tomaten mit Zwiebelringen, Brühe, Essig, 1 TL Zitronensaft und 1 EL Öl mischen. Mit Salz, Pfeffer abschmecken, kühl stellen und ziehen lassen.

3. Den Spargel schälen und die Enden abschneiden. Mit je 1 Prise Salz und Zucker in reichlich Wasser 15 Minuten garen.

4. Quark, Joghurt, saure Sahne, 1 TL Zitronensaft und -schale, Honig und Basilikum verrühren. Den Spargel abgießen, mit Ofenkartoffeln, Tomatensalsa und Dip anrichten. Nach Belieben mit Basilikum garnieren.

Für 2 Personen

- 500 g Frühkartoffeln
- 2 EL Olivenöl
- Salz, Pfeffer (Mühle)
- 1 Zweig Rosmarin
- 200 g reife Strauchtomaten
- 1 Frühlingszwiebel
- 2 EL Gemüsebrühe (instant)
- 1 EL Weißweinessig
- 2 TL Zitronensaft
- 750 g weißer Spargel
- Zucker
- 50 g Magerquark
- 150 g Naturjoghurt (1,5 % Fett)
- 1 EL saure Sahne
- etwas abgeriebene Bio-Zitronenschale
- ½ TL Honig
- 2 EL gehacktes Basilikum

Tipp: Wer gern Fleisch zum Spargel isst, ersetzt den Dip durch 100 g Roastbeef-Aufschnitt. Pro Person ca. 420 kcal, 3 BE/3,5 KE

Zubereitungszeit:
ca. 40 Min.

Pro Portion:
ca. 425 kcal,
3,5 BE/4 KE

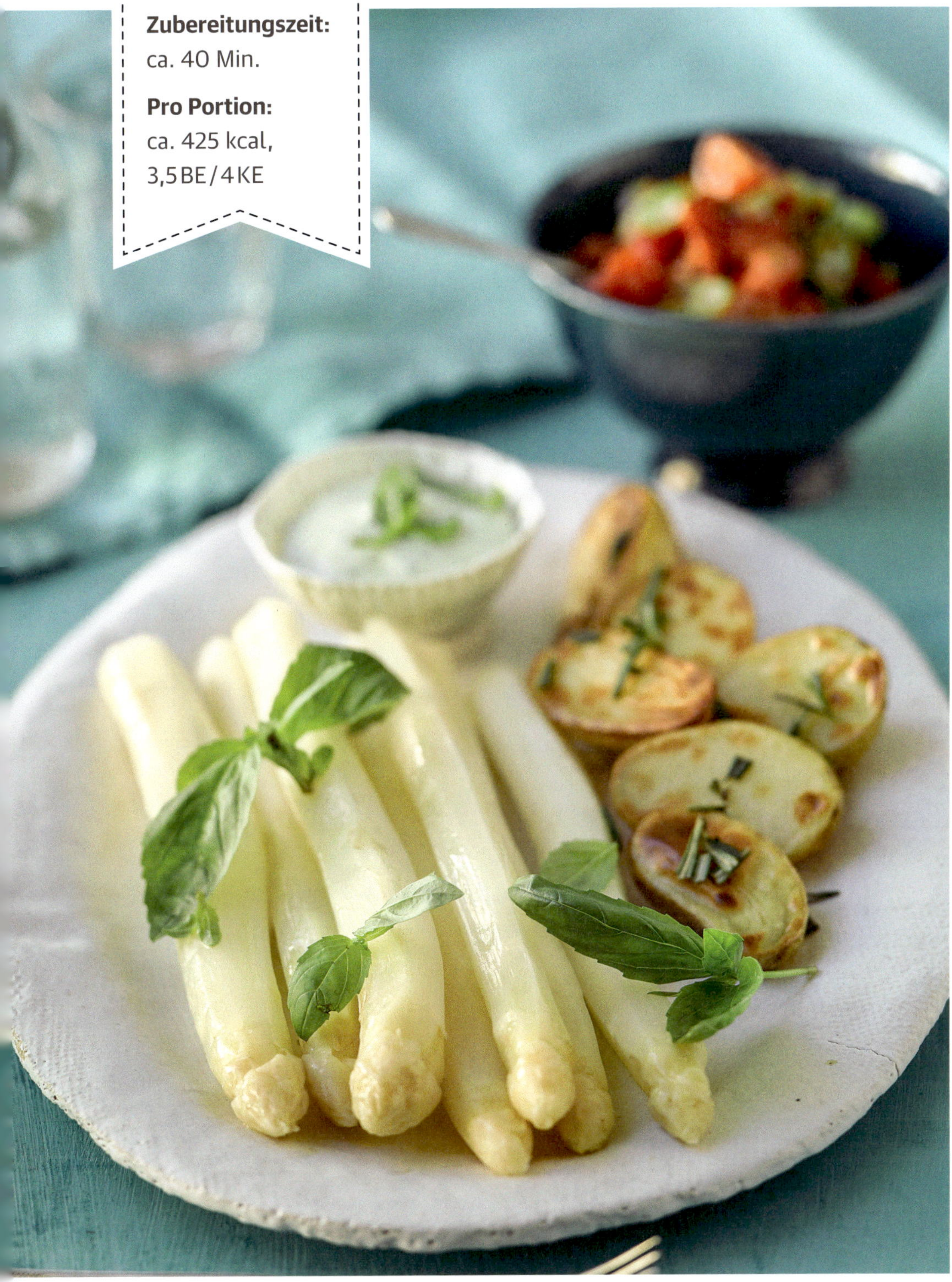

Buntes Ofengemüse mit Crostini

Zubereitung

1. Die Zwiebel schälen und in Spalten schneiden. Paprika putzen, entkernen, waschen und in Stücke schneiden. Die Knoblauchzehe halbieren. Zucchini putzen, waschen und in Scheiben schneiden. Die Möhre putzen, schälen und in grobe Würfel schneiden. Den Backofen auf 180 °C vorheizen.

2. Das Gemüse mit 3 TL Öl und ½ durchgepressten Knoblauch, Salz, Pfeffer und Paprika mischen. Ein Backblech mit Backpapier belegen und das Gemüse daraufgeben. Mit Rosmarin und Salbei belegen. Das Gemüse im Ofen 25 Minuten garen.

3. Die Brotscheiben kurz vor Ende der Garzeit des Gemüses auf ein Ofengitter legen und im Ofen mitrösten. Aus 2 TL Öl, Basilikum, Zitronensaft, Salz und Pfeffer ein Pesto mixen.

4. Das Gemüse aus dem Ofen nehmen. Den Essig mit Honig verrühren und das leicht abgekühlte Gemüse damit vermischen. Oliven dazugeben. Die Brotscheiben mit der Knoblauchhälfte abreiben und Pesto darauf verteilen.

Für 2 Personen

- 1 Zwiebel
- je 1 rote und gelbe Paprikaschote
- 1 Knoblauchzehe
- 200 g Zucchini
- 1 Möhre
- 5 TL Olivenöl
- Salz, Pfeffer
- Paprikapulver
- 2 Zweige Rosmarin
- einige Salbeiblättchen
- 70 g Vollkornbaguette-Scheiben
- 1 EL fein gehacktes Basilikum
- 1 TL Zitronensaft
- 1 EL Rotweinessig
- 1 TL Honig
- 20 g entsteinte schwarze Oliven

Zubereitungszeit:
ca. 40 Min.

Pro Portion:
ca. 300 kcal,
1,5 BE/2 KE

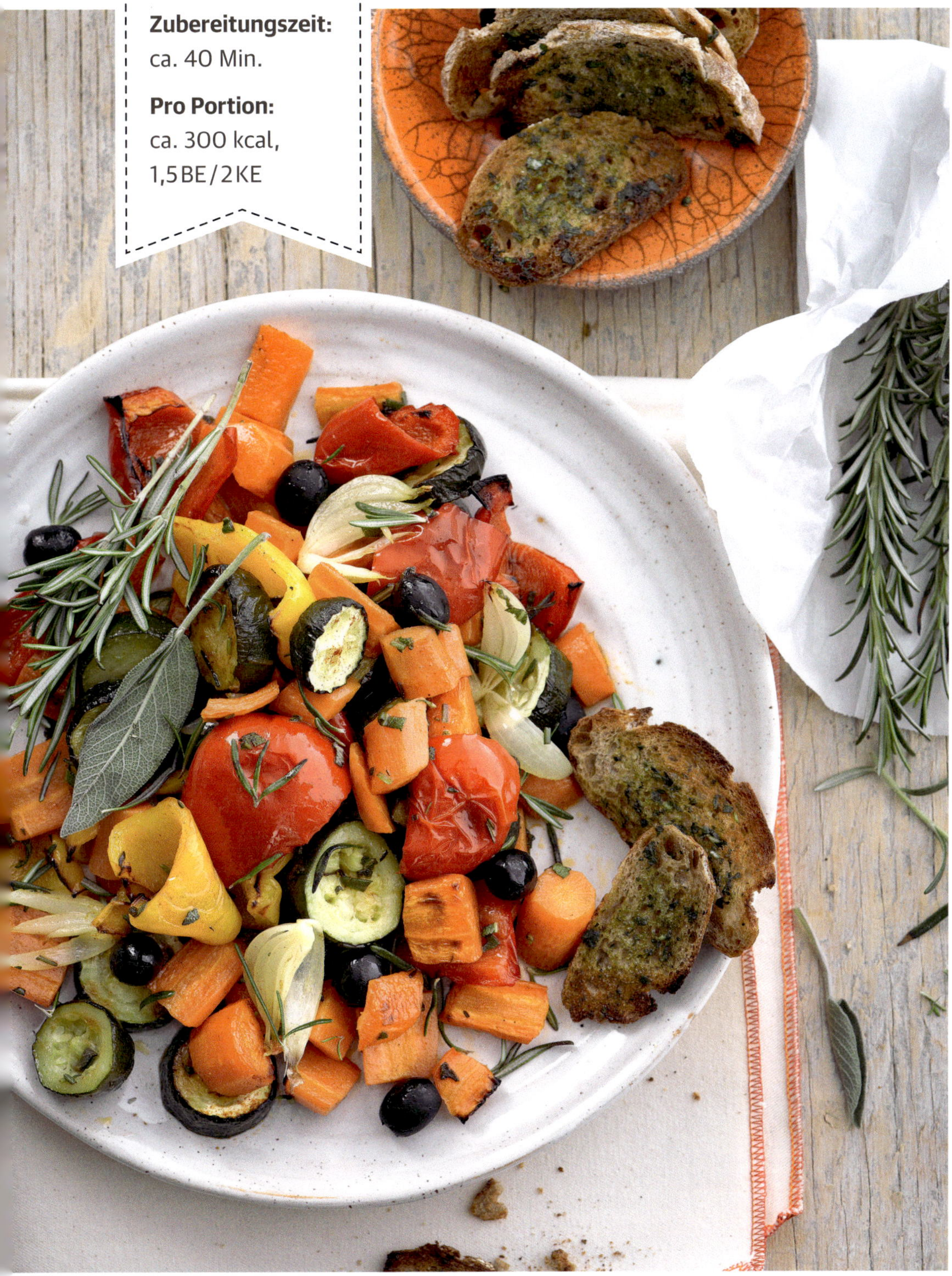

Erbsen-Frittata mit Gartensalat

Für 2 Personen

- 150 g Erbsen (frisch oder TK)
- 1 Frühlingszwiebel
- 1 Knoblauchzehe
- 50 g Kirschtomaten
- 3 Eier (Größe L)
- 75 ml Milch (1,5% Fett)
- Salz, Pfeffer (Mühle)
- Muskatnuss
- 2 EL gehackte Kräuter (Kerbel, Dill, Petersilie, Schnittlauch)
- 1 EL Öl
- 60 g geriebener fettreduzierter Käse (z.B. Gouda)
- Für den Salat:
- 100 g Blattsalat
- 100 g Salatgurke
- 1 Frühlingszwiebel
- 2 EL Weißweinessig
- 1 Msp. mittelscharfer Senf
- ½ TL Honig
- 1 EL Öl
- Kresse

Zubereitung

1. Erbsen in kochendem Wasser 3 Minuten garen und abschrecken. Frühlingszwiebel putzen, waschen und in Ringe schneiden. Knoblauch schälen und hacken. Kirschtomaten waschen und in Würfel schneiden.

2. Den Backofen auf 180 °C vorheizen. Die Eier mit der Milch verquirlen, mit Salz, Pfeffer und Muskatnuss abschmecken. Die Kräuter untermischen. Eine kleine beschichtete, ofenfeste Pfanne mit Öl auspinseln. Das Zwiebelweiß darin andünsten. Erbsen, Knoblauch und Tomaten dazugeben, 2 Minuten mitdünsten. Würzen und mit 2 EL Käse bestreuen. Die Eiermasse darübergießen und zugedeckt 3 Minuten stocken lassen.

3. Die Masse mit restlichem Käse bestreuen und im Ofen 8 Minuten backen.

4. Für den Salat Blattsalat waschen und trocken schütteln. Die Gurke putzen, waschen und in Scheiben schneiden. Die Frühlingszwiebel putzen, waschen und in Ringe schneiden. Aus Weißweinessig, 1 EL Wasser, Senf, Honig und Öl ein Dressing rühren und die Salatzutaten damit marinieren. Mit Kresse bestreuen.

5. Die Frittata auf einen Teller geben, Pfeffer darübermahlen, mit Zwiebelgrün garnieren. In Stücke schneiden und mit dem Salat servieren.

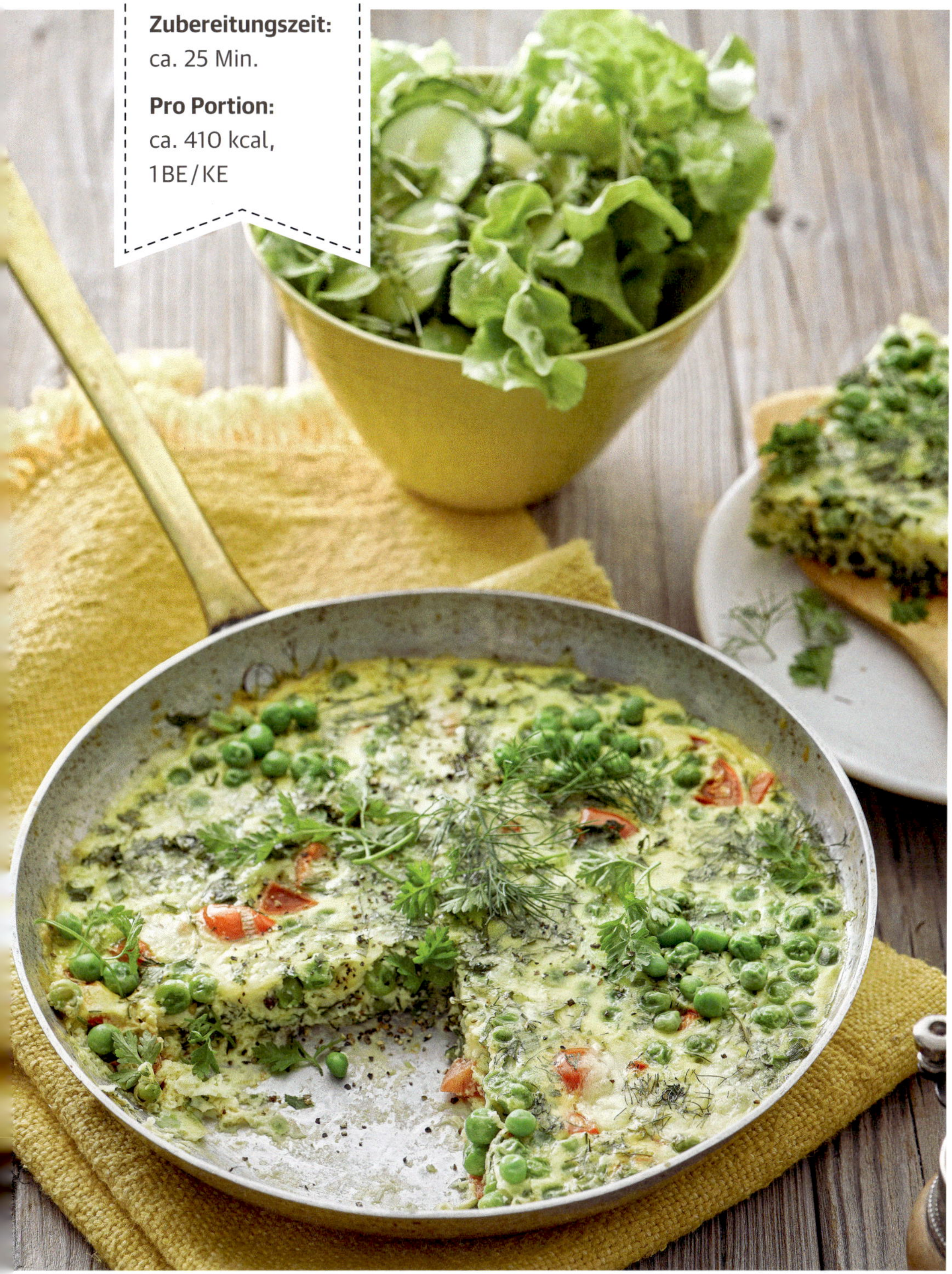

Zubereitungszeit:
ca. 25 Min.

Pro Portion:
ca. 410 kcal,
1BE/KE

Rote-Bete-Dinkel mit Schafskäse

Zubereitung

1. Den Dinkel in der Brühe zugedeckt 15 Minuten garen. Rote Bete abtropfen lassen und in 1 cm große Würfel schneiden. Zwiebel und Knoblauch schälen und fein hacken.

2. Thymian waschen, trocken schütteln und die Blättchen abzupfen. Walnüsse in einer Pfanne ohne Fett goldbraun rösten und hacken.

3. Zwiebel und Knoblauch im Öl andünsten. Rote Bete, Essig und etwas Wasser hinzufügen. Mit Salz und Pfeffer abschmecken.

4. Gegarten Dinkel mit Thymianblättchen vermischen und auf Teller verteilen. Rote Bete darübergeben und den Schafskäse darüberbröckeln. Mit Nüssen und Thymian garnieren.

Für 2 Personen

- 100 g Dinkel (geschliffen, schnell kochend)
- 200 ml Gemüsebrühe (instant)
- 200 g Rote Bete (gegart, vakuumverpackt)
- je 1 Zwiebel und Knoblauchzehe
- einige Zweige Thymian
- 2 EL Walnüsse
- 1 EL Öl
- 1 EL Apfelessig
- Salz, Pfeffer (Mühle)
- 150 g Schafskäse (Feta, 9 % Fett i.Tr.)

DiABETES RATGEBER

Diabetes-Tipp: Ihre starke rötlich-lila Farbe verdankt Rote Bete dem Glykosid Betanin („Betenrot"). Glykoside gehören zu den sekundären Pflanzenstoffen. Diese haben zahlreiche schützende Funktionen. Sie sind antioxidativ, entzündungshemmend und antibakteriell, wirken positiv auf das Immunsystem und sogar vor einigen Krebserkrankungen sollen sie schützen.

Zubereitungszeit:
ca. 25 Min.

Pro Portion:
ca. 390 kcal,
2,5 BE / 3 KE

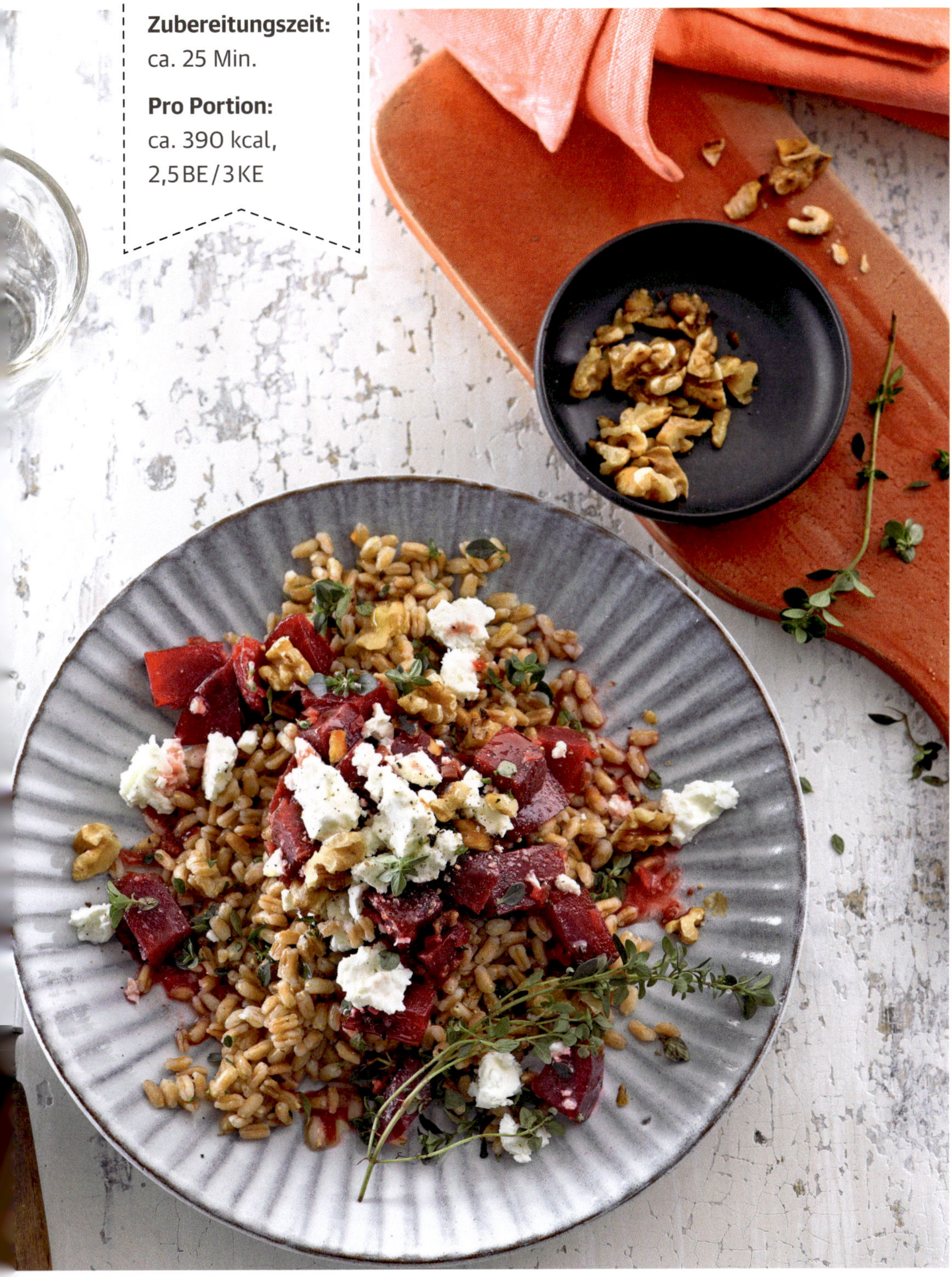

Grünkernfrikadellen mit Apfel-Kraut-Salat

Zubereitung

1. Den Grünkern in der Brühe zugedeckt 10 Minuten garen. Vom Herd nehmen und ausquellen lassen.

2. Den Kohl putzen, waschen und in Streifen schneiden. Mit 1 Prise Salz und 1 EL Essig vermengen und ziehen lassen.

3. Zitronensaft mit 1 EL Wasser, Honig, 1 Prise Kümmel, Salz, Pfeffer und 1 EL Öl verrühren. Den Apfel waschen, halbieren, entkernen und raspeln, sofort ins Dressing geben. Mit Schnittlauch unter den Kohl heben. Den Salat abschmecken und etwas ziehen lassen.

4. Die Zwiebel schälen und hacken. Grünkern mit Zwiebel, Ei, Petersilie und Paniermehl vermischen, mit Salz und Pfeffer würzen.

5. Aus der Grünkernmasse 4 Frikadellen formen und in einer beschichteten Pfanne in 1 EL Öl 8 Minuten braten. Quark, saure Sahne, Zitronensaft und -schale sowie Petersilie zu einem Dip verrühren. Die Grünkernfrikadellen mit Salat und Dip servieren.

Für 2 Personen

- 100 g Grünkernschrot
- 200 ml Gemüsebrühe (instant)
- 300 g Weißkohl
- Salz
- 1 EL Apfelessig
- 1–2 EL Zitronensaft
- 1 TL Honig
- gemahlener Kümmel
- Pfeffer (Mühle)
- 2 EL Öl
- 1 rotschaliger Apfel (125 g)
- Schnittlauchröllchen
- 1 Zwiebel
- 1 Ei
- 1 EL gehackte Petersilie
- 1 EL Paniermehl
- 125 g Magerquark
- 1 EL saure Sahne (10 % Fett)
- Saft und etwas abgeriebene Schale von ½ Bio-Zitrone
- gehackte Petersilie

Zubereitungszeit:
ca. 40 Min.

Pro Portion:
ca. 480 kcal,
4 BE/5 KE

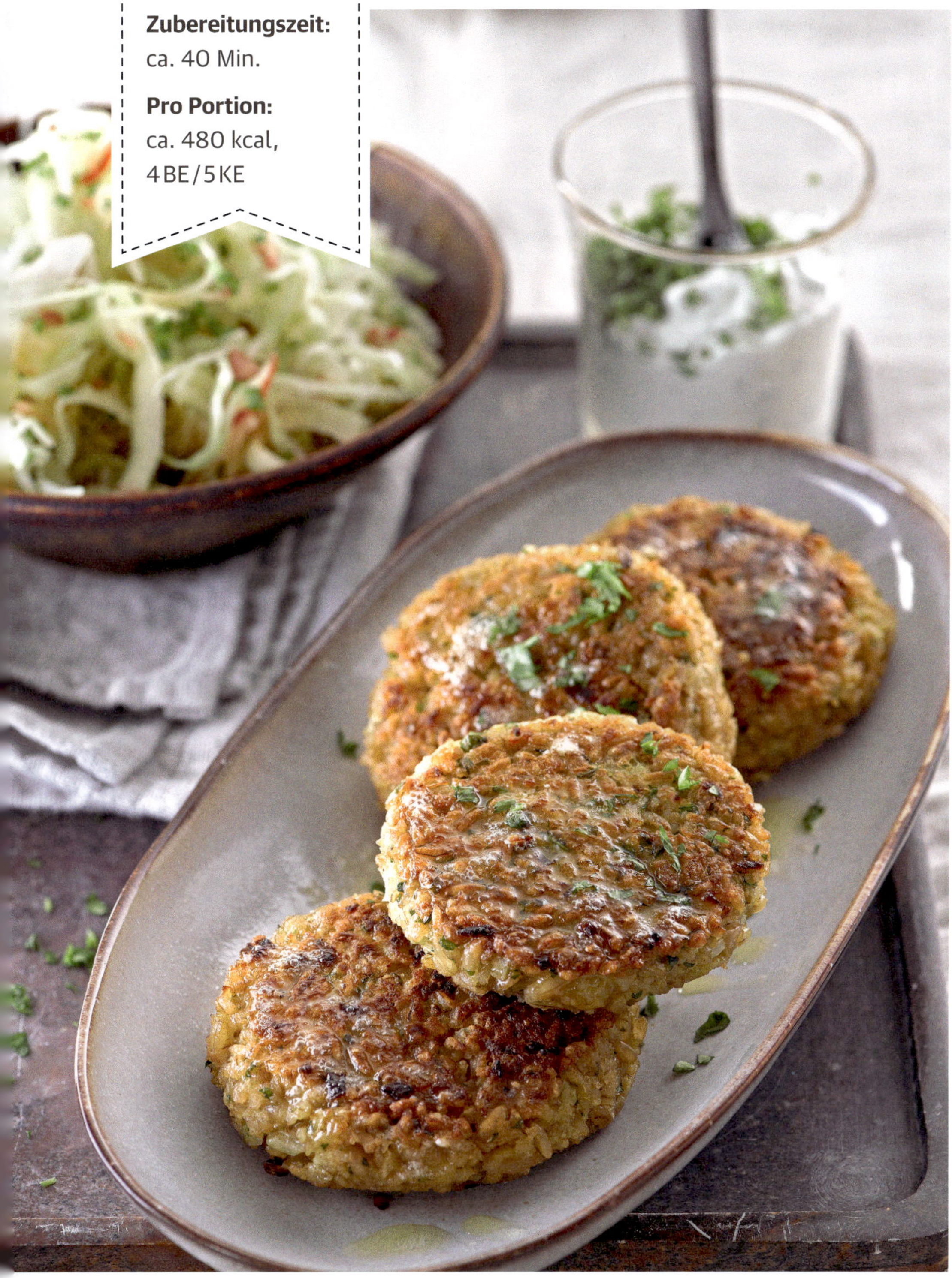

Spinat-Käse-Nocken mit Tomatensauce

Für 2 Personen

- 200 g frischer Spinat (oder 150 g TK-Blattspinat)
- 50 g Bergkäse oder Parmesan
- 1 Zwiebel
- 1 Knoblauchzehe
- 100 g Magerquark
- 1 Ei
- 60 g Mehl (Type 1050)
- Salz, Pfeffer (Mühle)
- Muskatnuss
- 1 TL Olivenöl
- 1 Dose stückige Tomaten (400 g)
- 1 TL Aceto balsamico
- gehacktes Basilikum

Zubereitung

1. Frischen Spinat putzen und waschen, TK-Spinat auftauen lassen. In Salzwasser kurz blanchieren, kalt abschrecken und abtropfen lassen. Sehr fein hacken. Den Käse reiben. Zwiebel und Knoblauch schälen und fein hacken.

2. Quark, Ei, Mehl, die Hälfte des Käses und den Spinat mischen. Mit Salz, Pfeffer und Muskat würzen. 30 Minuten zugedeckt kalt stellen.

3. Zwiebel und Knoblauch im Öl andünsten. Tomaten hinzufügen. Mit Salz, Pfeffer und Essig abschmecken, kurz köcheln lassen. Mit gehacktem Basilikum würzen.

4. Aus der Spinatmasse mit zwei Löffeln Nocken formen, in kochendes Salzwasser geben und in leicht siedendem Wasser 5 Minuten ziehen lassen. Den Backofen auf 200 °C vorheizen.

5. Die Tomatensauce in eine Gratinform gießen, die Nocken darauf verteilen. Mit restlichem Käse bestreuen und 10 Minuten überbacken.

Zubereitungszeit:
ca. 45 Min.

Pro Portion:
ca. 350 kcal,
1,5 BE / 2 KE

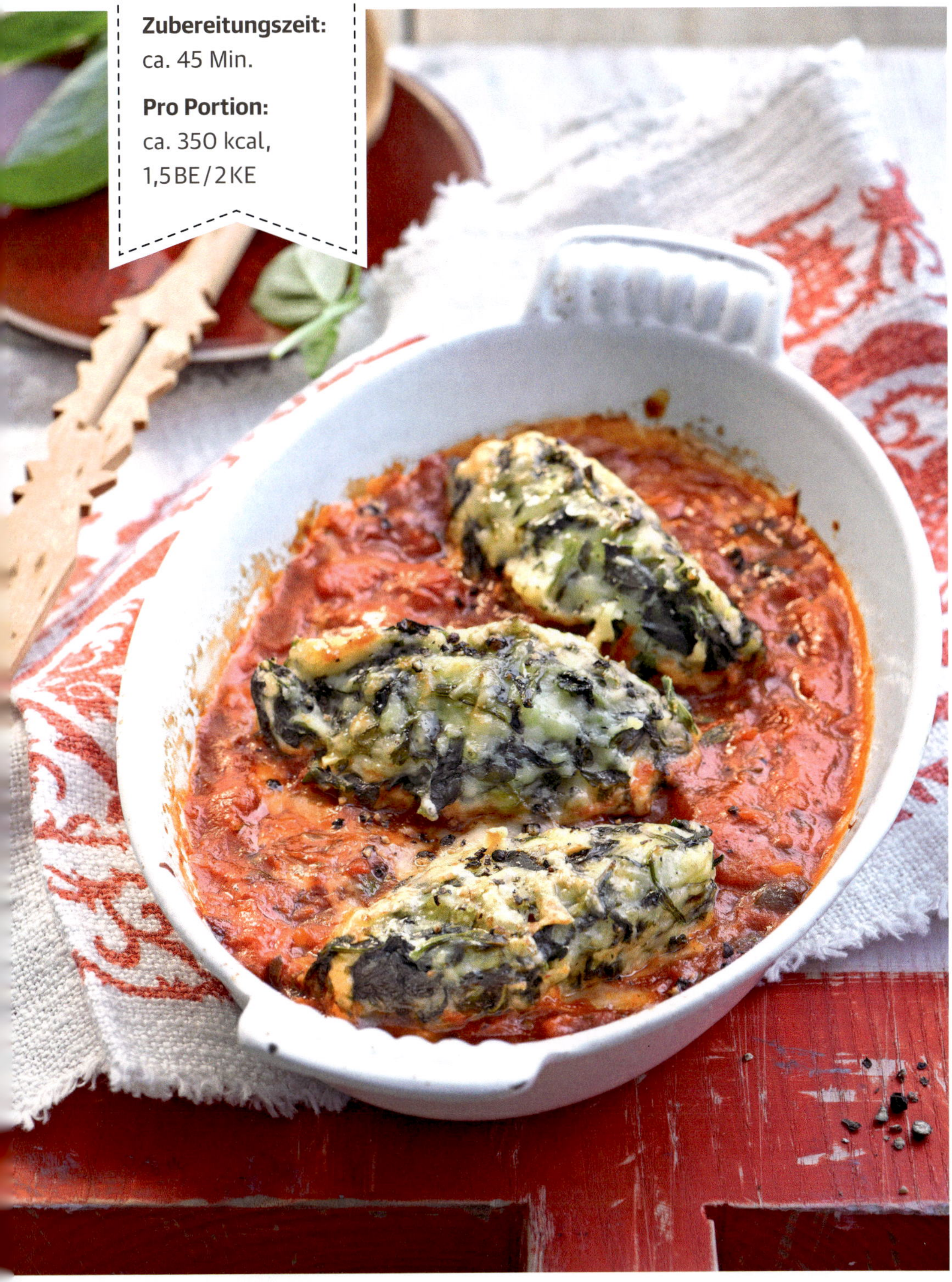

Pfifferlingrisotto mit Heidelbeeren

Zubereitung

1. Die Zwiebel schälen und hacken. Den Sellerie putzen, waschen und in Würfel schneiden. Das Grün beiseitelegen.

2. Die Zwiebel in der Butter andünsten. Den Reis dazugeben und glasig werden lassen. Mit Brühe bedecken und alles 20 Minuten garen, ständig Brühe nachgießen und immer wieder umrühren. Den Sellerie 10 Minuten mitgaren. Zitronenschale und -saft, Frischkäse und Parmesan unterrühren und alles mit Salz und Pfeffer würzen.

3. Die Pilze trocken abreiben und, falls nötig, klein schneiden. In einer beschichteten Pfanne im Öl braten, die Nüsse mitrösten.

4. Thymian waschen, trocken schütteln und die Blättchen abzupfen. Zu den Pilzen geben und unterrühren. Mit Salz und Pfeffer würzen.

5. Die Heidelbeeren waschen, trocken tupfen und mit den Pilzen zum Risotto geben und untermischen. Mit Selleriegrün garnieren.

Für 2 Personen

- 1 Zwiebel
- 100 g Stangensellerie
- 2 TL Joghurtbutter
- 120 g Risottoreis
- ca. 350 ml heiße Gemüsebrühe (instant)
- ½ TL abgeriebene Bio-Zitronenschale
- 1 EL Zitronensaft
- 1 EL Frischkäse (0,2 % Fett)
- 1 EL geriebener Parmesan
- Salz, Pfeffer (Mühle)
- 150 g Pfifferlinge
- 1 EL Öl
- 1 EL gehackte Haselnüsse
- 1 Zweig Thymian
- 100 g Heidelbeeren
- Selleriegrün

Zubereitungszeit:
ca. 35 Min.

Pro Portion:
ca. 390 kcal,
4 BE / 5 KE

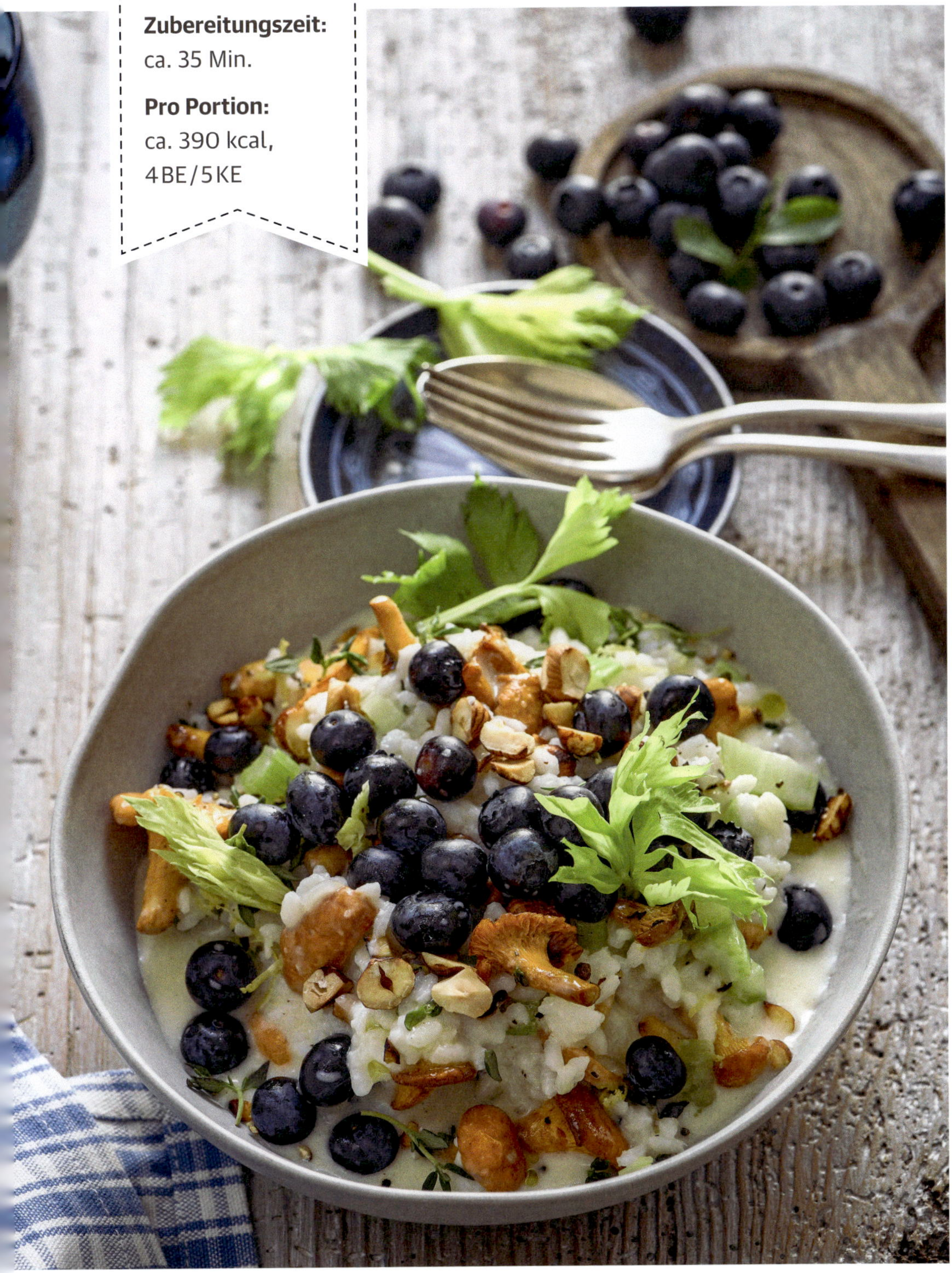

Pilzpfanne mit Schupfnudeln

Für 2 Personen

- 250 g Kartoffeln
- 40 g Weizenvollkorn-mehl
- 10 g gemahlene Haselnüsse
- 1 Eigelb (Größe L)
- Salz, Muskatnuss
- 4 TL Öl
- 100 g Lauch
- 300 g Austernpilze und/oder braune Champignons
- 1 kleine ungeschälte Birne (100 g)
- 2 Zweige Thymian
- Salz, bunter Pfeffer (Mühle)
- 2 EL Zitronensaft
- 1 EL gehackte Haselnüsse
- 50 g geriebener Emmentaler (fettreduziert)
- gehackte Petersilie

Zubereitung

1. Kartoffeln mit der Schale garen, pellen und durch Kartoffelpresse drücken. Abkühlen lassen und mit Mehl, Nüssen, Eigelb, je 1 Prise Salz und Muskat verkneten.

2. Aus der Masse 5 cm lange, fingerdicke Röllchen mit spitzen Enden formen. Portionsweise in siedendem Salzwasser ziehen lassen, bis sie oben schwimmen. Die Schupfnudeln herausnehmen, abtropfen lassen und in einer beschichteten Pfanne in 1 TL Öl goldbraun rösten und herausnehmen.

3. Den Lauch putzen, waschen und in Ringe schneiden. Die Pilze putzen, nicht waschen, und Austernpilze in Streifen und Champignons in Scheiben schneiden. Die Birne waschen, entkernen und in Stücke schneiden. Den Thymian waschen, trocken schütteln und die Blättchen abzupfen.

4. Den Lauch In der Pfanne im restlichen Öl andünsten. Die Pilze dazugeben und 4 Minuten mitbraten. Die Birne nur kurz mitbraten. Mit Salz, Pfeffer, Zitronensaft und Thymianblättchen abschmecken. Schupfnudeln und Nüsse unterheben, mit Käse, Pfeffer und Petersilie bestreuen.

Zubereitungszeit:
ca. 40 Min.

Pro Portion:
ca. 470 kcal,
3 BE / 3,5 KE

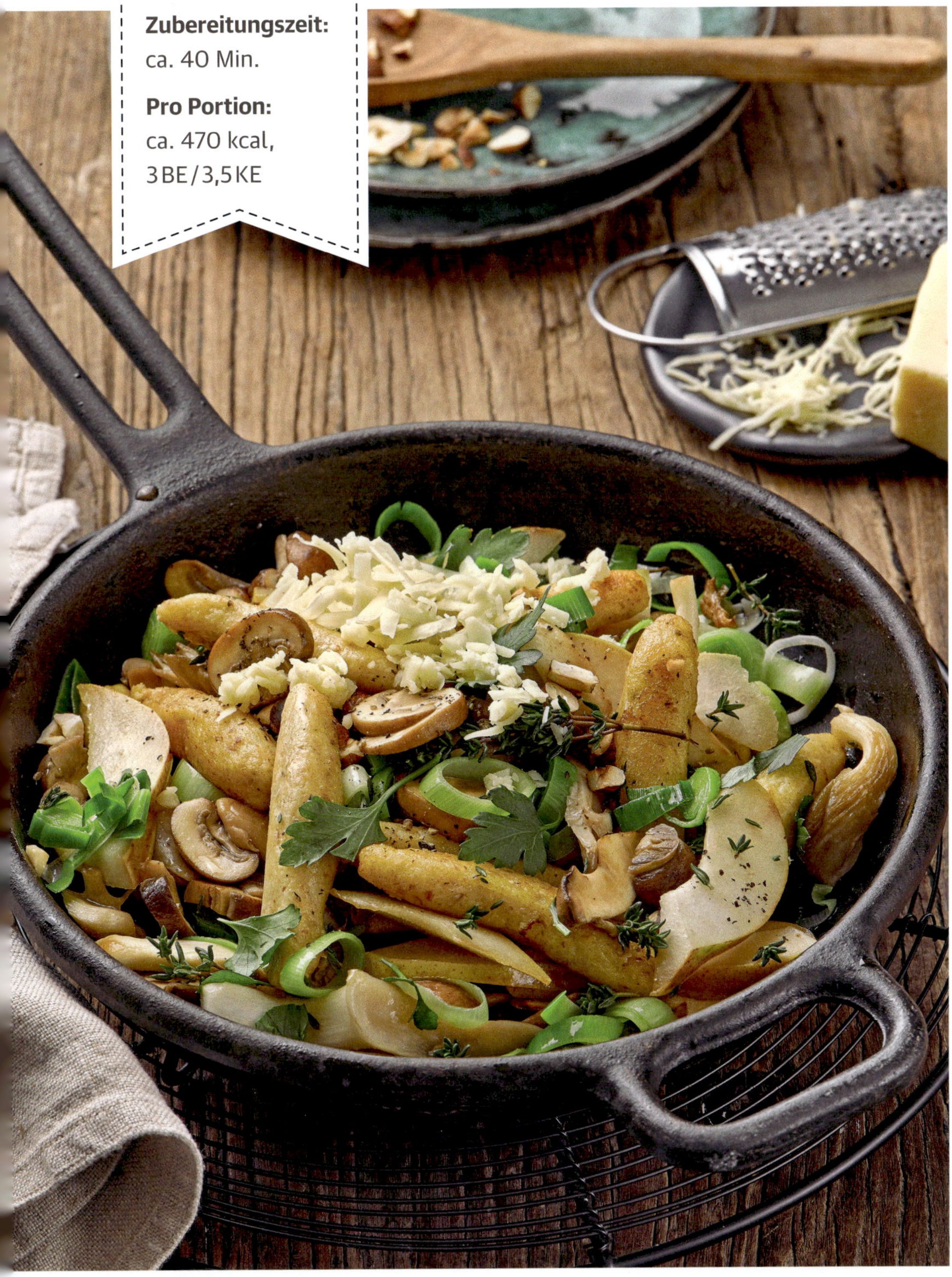

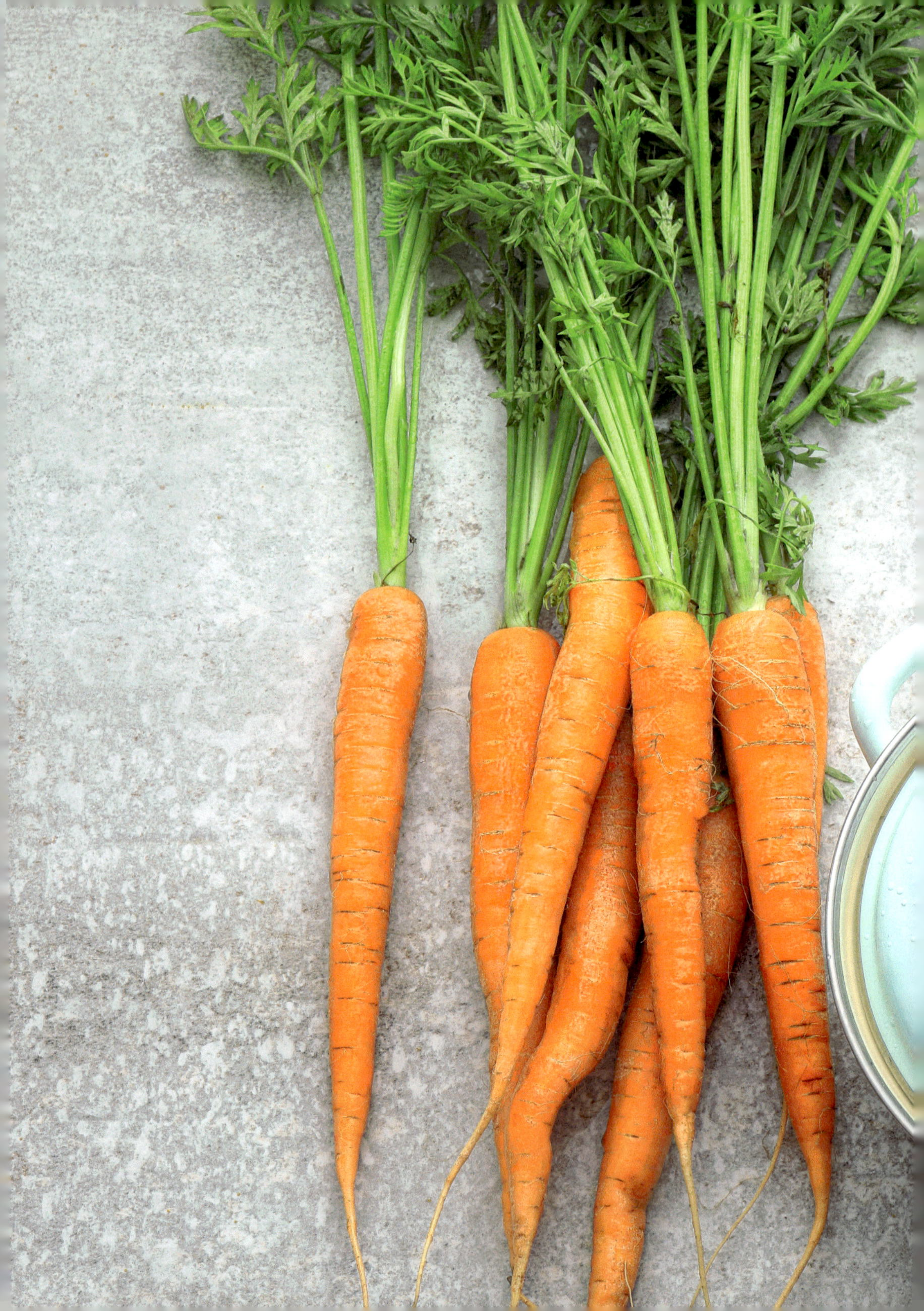

Suppen und Eintöpfe

Lecker, bunt und fantasievoll, nicht nur in der kalten Jahreszeit

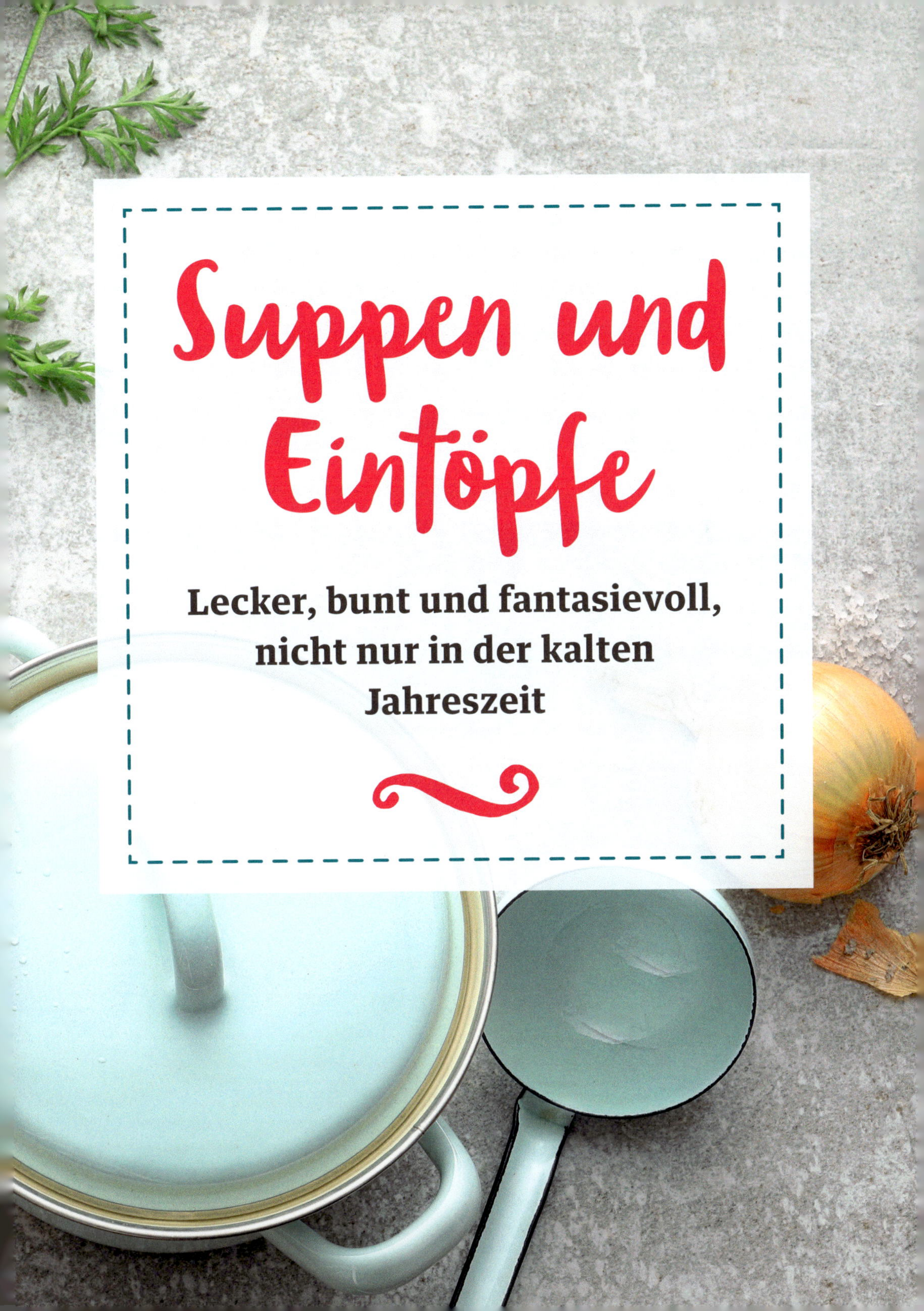

Speckknödelsuppe mit Möhren

Für 2 Personen

- ½ Zwiebel
- 25 g magerer Speck (geräucherter Rohschinken)
- 1 TL Öl
- 75 ml Milch (1,5 % Fett)
- 90 g Vollkornbrötchen (vom Vortag; ohne Kerne)
- 15 g Mehl (Type 1050)
- Salz, Pfeffer (Mühle)
- Muskatnuss
- 1 Ei
- 1–2 EL gehackte Petersilie
- 1 Möhre
- ½ l Fleischbrühe (instant)
- Schnittlauchröllchen

Zubereitung

1. Die Zwiebel schälen und hacken. Speck in Würfel schneiden. Speck und Zwiebel im Öl anrösten, in die Milch geben und aufkochen. Die Brötchen in Würfel schneiden. Die Milch dazugießen, das Mehl dazugeben und mit Salz, Pfeffer und Muskat würzen. Alles vermischen und 15 Minuten quellen lassen.

2. Dann Ei und Petersilie dazugeben und alles gut verkneten, mit feuchten Händen 2 Knödel aus der Masse formen. Die Knödel in siedendem Salzwasser 15 Minuten ziehen lassen.

3. Die Möhre putzen, schälen und in Würfel schneiden. Die Möhren in der Brühe aufkochen und zugedeckt 8 Minuten garen. Speckknödel in die Suppe legen und mit Schnittlauchröllchen garnieren.

Tipp: Aus den Knödeln können Sie auch einen Salat zubereiten. Dazu abgekühlte Knödel in Scheiben schneiden. 1 Bund Rucola oder 100 g Blattsalat auf 2 Teller verteilen. Knödel in 1 EL Öl braten, darauf anrichten. Nach Belieben mit roten Zwiebelstreifen garnieren. Mit einem Dressing aus 1–2 EL Weißweinessig, 2 EL Fleischbrühe (instant), Salz, Pfeffer und 1 TL Öl beträufeln, mit Schnittlauch bestreuen. Pro Person ca. 315 kcal, 2 BE/2,5 KE.

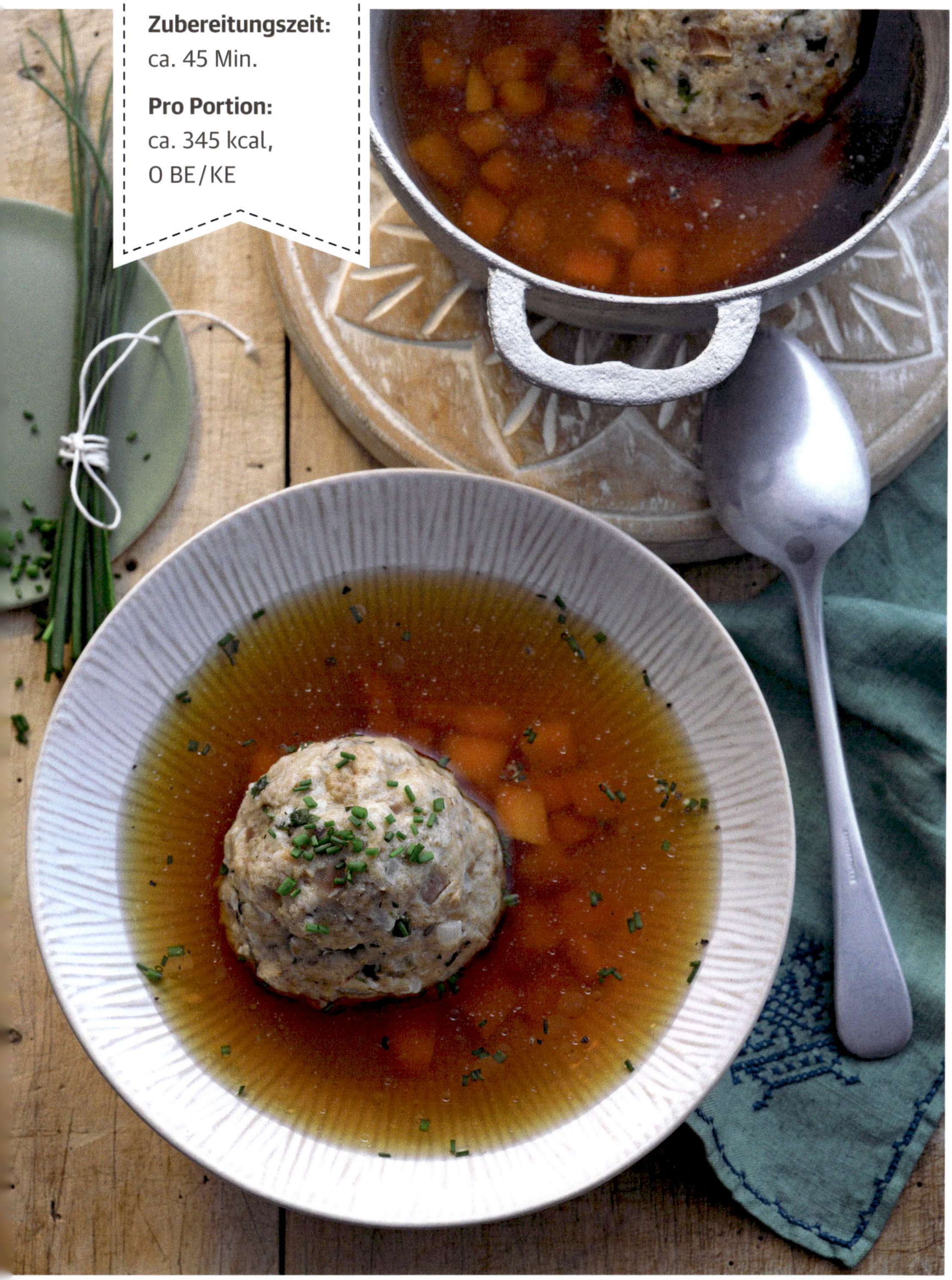

Zubereitungszeit:
ca. 45 Min.

Pro Portion:
ca. 345 kcal,
0 BE/KE

Kartoffelsuppe mit Kräuterschaum

Zubereitung

1. Zwiebel schälen und fein hacken. Lauch putzen, waschen und in Ringe schneiden. Sellerie und Kartoffeln schälen und in Würfel schneiden.

2. Zwiebel und Lauch in einem Topf im Öl glasig dünsten. Sellerie und Kartoffeln hinzufügen. Mit Brühe ablöschen. Aufkochen und zugedeckt bei milder Hitze etwa 15 Minuten garen.

3. Inzwischen für den Kräuterschaum die Milch erhitzen. Petersilie, waschen, trocken tupfen und die Blätter hacken. In die heiße Milch geben und mit je 1 Prise Salz und Pfeffer würzen, schaumig aufschlagen.

4. Die Kartoffelsuppe mit dem Stabmixer fein pürieren und mit Muskatnuss abschmecken. Mit Kräuterschaum servieren.

Für 2 Personen

- 1 Zwiebel
- 50 g Lauch
- 50 g Knollensellerie
- 400 g mehligkochende Kartoffeln
- 1 EL Öl
- ½ l Gemüsebrühe (instant)
- 50 ml Milch (1,5 % Fett)
- ¼ Bund Petersilie
- Salz, Pfeffer (Mühle)
- Muskatnuss

DiABETES RATGEBER

Diabetes-Tipp: Kleine Wunderwaffen: Kartoffeln enthalten Eiweiß, viele B- und C- Vitamine und unterschiedliche Mineralstoffe. Und sie halten lange satt. Je weniger verarbeitet die Kartoffel ist, umso besser für den Blutzucker. Kartoffelbrei ist also weniger günstig als etwa Bratkartoffeln oder Kartoffeln am Stück. Außerdem spielt die Sorte eine Rolle für den Blutzuckeranstieg. Der Gehalt an sogenannter resistenter Stärke ist in festkochenden Sorten wie Sieglinde höher als in mehligen Kartoffeln und wird vom Körper besonders langsam verdaut. Daher steigt der Blutzuckerspiegel moderater an.

Zubereitungszeit:
ca. 30 Min.

Pro Portion:
ca. 215 kcal,
2,5 BE / 3 KE

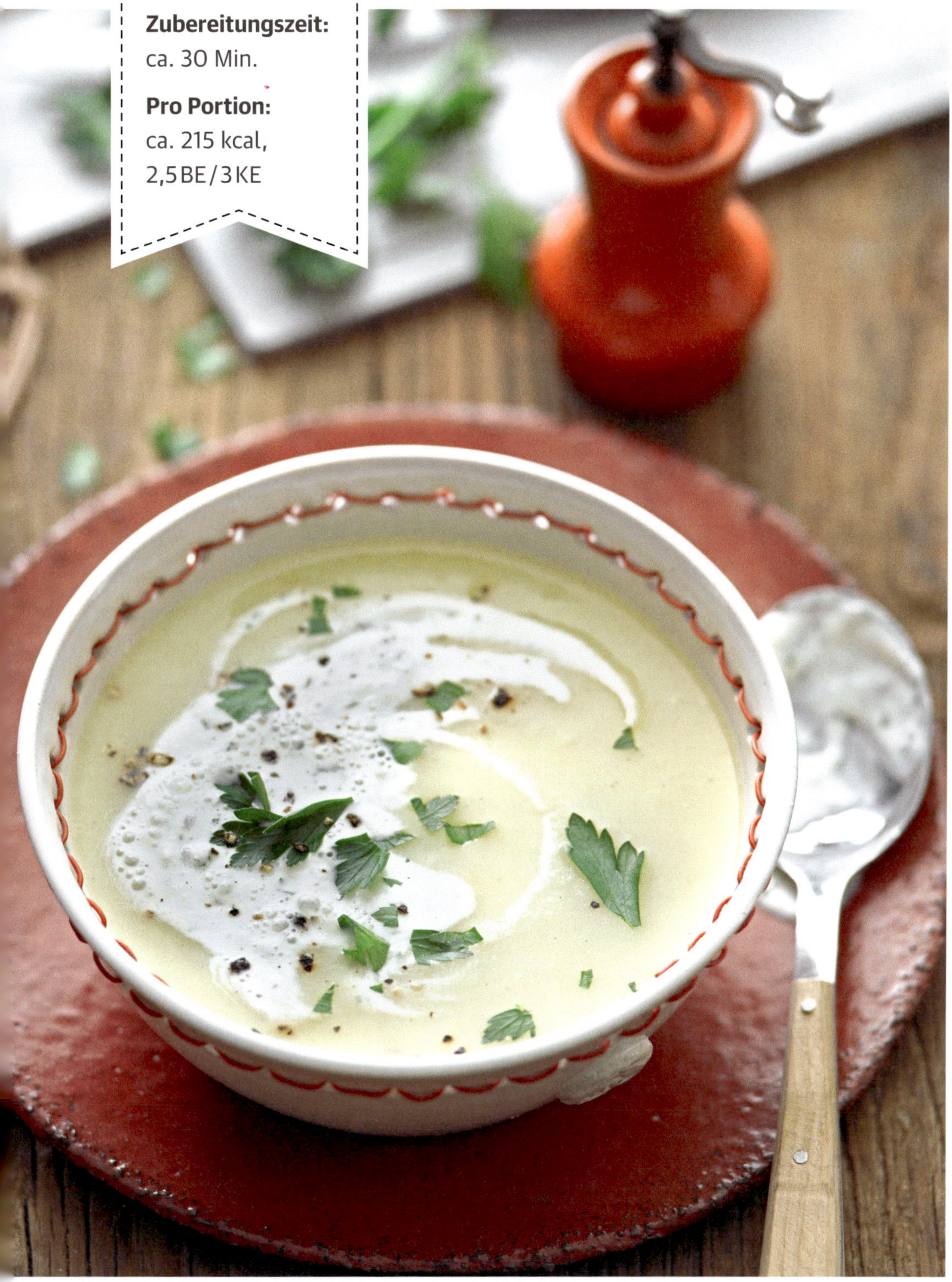

Spargelcremesuppe mit Kräutern

Für 2 Personen

- 300 g grüner Spargel
- 100 g Kartoffeln
- 1 Zwiebel
- 2 EL Öl
- 500 ml Gemüsebrühe (instant)
- 50 ml Kochsahne (15% Fett)
- 50 g Frischkäse (0,2% Fett)
- Salz, Pfeffer (Mühle)
- Muskatnuss
- 4 EL gehackte Kräuter (z. B. Bärlauch, Kerbel, Petersilie)
- 25 g magerer Rohschinken (z. B. Katenschinken, Schwarzwälder)
- 1 TL Sonnenblumenkerne
- Kresse

Zubereitung

1. Den Spargel im unteren Drittel schälen, waschen und in Stücke schneiden. Die Spitzen beiseitelegen.

2. Die Kartoffeln schälen, waschen und in Würfel schneiden. Die Zwiebel schälen, hacken und in 1 EL Öl andünsten. Spargelstücke, Kartoffeln und Brühe dazugeben und alles 10 Minuten garen. Die Spargelspitzen 5 Minuten mitgaren und herausnehmen.

3. Kochsahne und Frischkäse zur Suppe geben und mit dem Stabmixer fein pürieren. Die Suppe mit Salz, Pfeffer und Muskatnuss würzen und die Kräuter unterrühren.

4. Den Schinken in Streifen schneiden. Das restliche Öl erhitzen und Spargelspitzen, Schinken und Sonnenblumenkerne darin rösten. Mit Salz und Pfeffer würzen und auf der Suppe verteilen. Mit Kresse garnieren.

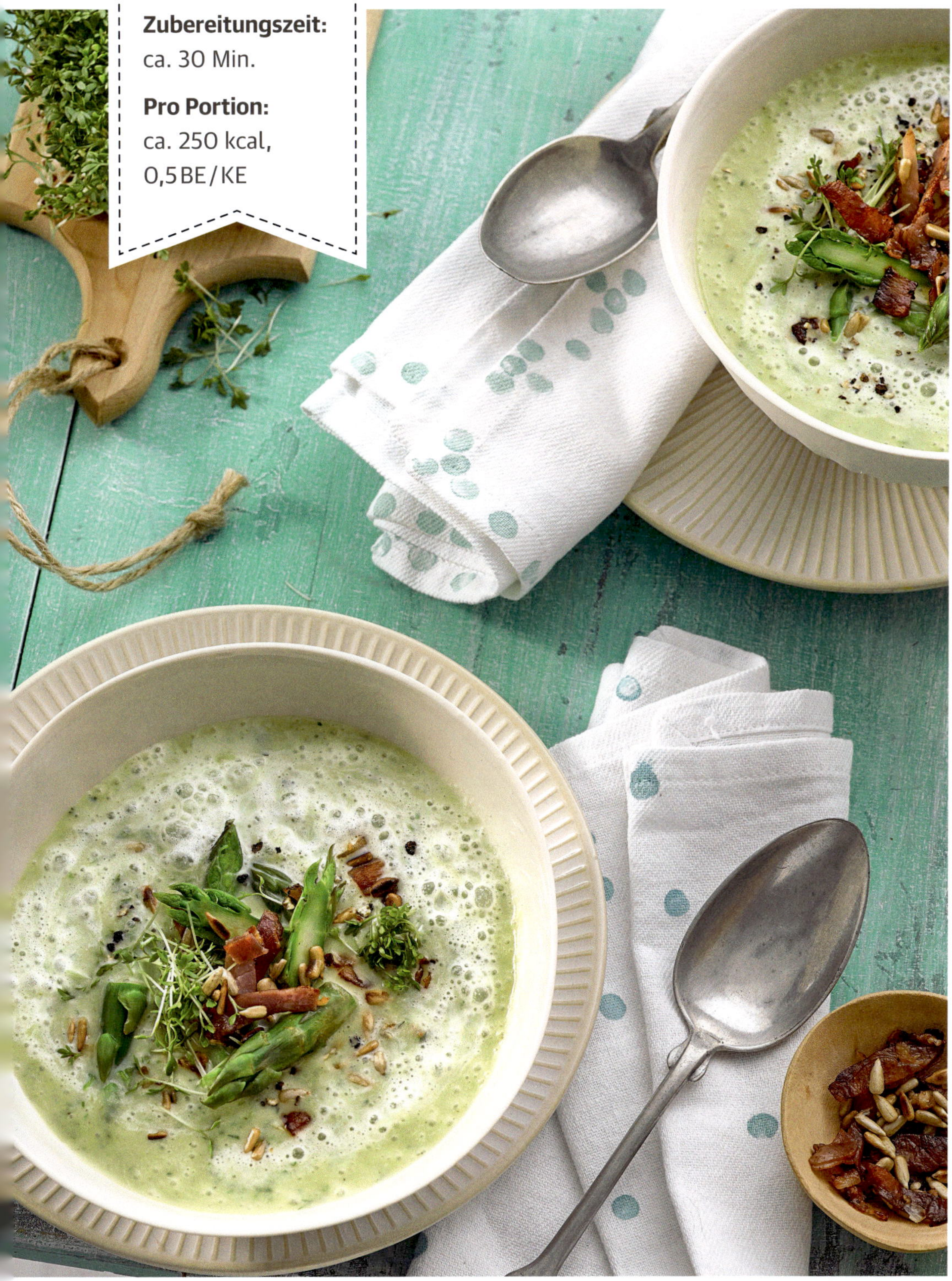

Zubereitungszeit:
ca. 30 Min.

Pro Portion:
ca. 250 kcal,
0,5 BE/KE

Orangen-Kürbis-Suppe mit Spekulatiusbröseln

Für 2 Personen

- 1 Zwiebel
- 125 g Möhren
- 250 g Kürbis (z. B. Muskatkürbis, Hokkaido)
- 1 TL Öl
- ca. 400 ml Gemüsebrühe (instant)
- etwas Vanillemark
- 1 Bio-Orange (150 g)
- 2 TL (Vollkorn-) Paniermehl
- 1 TL gemahlene Mandeln
- Spekulatiusgewürz
- ½ TL Honig
- Salz, bunter Pfeffer (Mühle)
- 2 TL saure Sahne
- gehackte Petersilie

Zubereitung

1. Zwiebel schälen und fein hacken. Möhren und Kürbis putzen, schälen und in Würfel schneiden.

2. Das Öl in einem Topf in Öl erhitzen und die Zwiebel darin andünsten. Möhren und Kürbis hinzufügen. Mit Brühe ablöschen. Aufkochen, das Vanillemark einrühren und zugedeckt etwa 20 Minuten garen.

3. Für die Brösel etwas Orangenschale abreiben und die Orange auspressen. Paniermehl mit Mandeln und 1 Prise Spekulatiusgewürz in einer beschichteten Pfanne ohne Fett rösten, mit Orangenschale mischen.

4. Die Suppe mit dem Stabmixer fein pürieren. Orangensaft und, falls nötig, noch heiße Brühe unterrühren. Mit Honig sowie Salz und Pfeffer abschmecken.

5. Die Suppe auf tiefe Teller verteilen. Mit je 1 TL saurer Sahne, Petersilie und Spekulatiusbröseln garnieren.

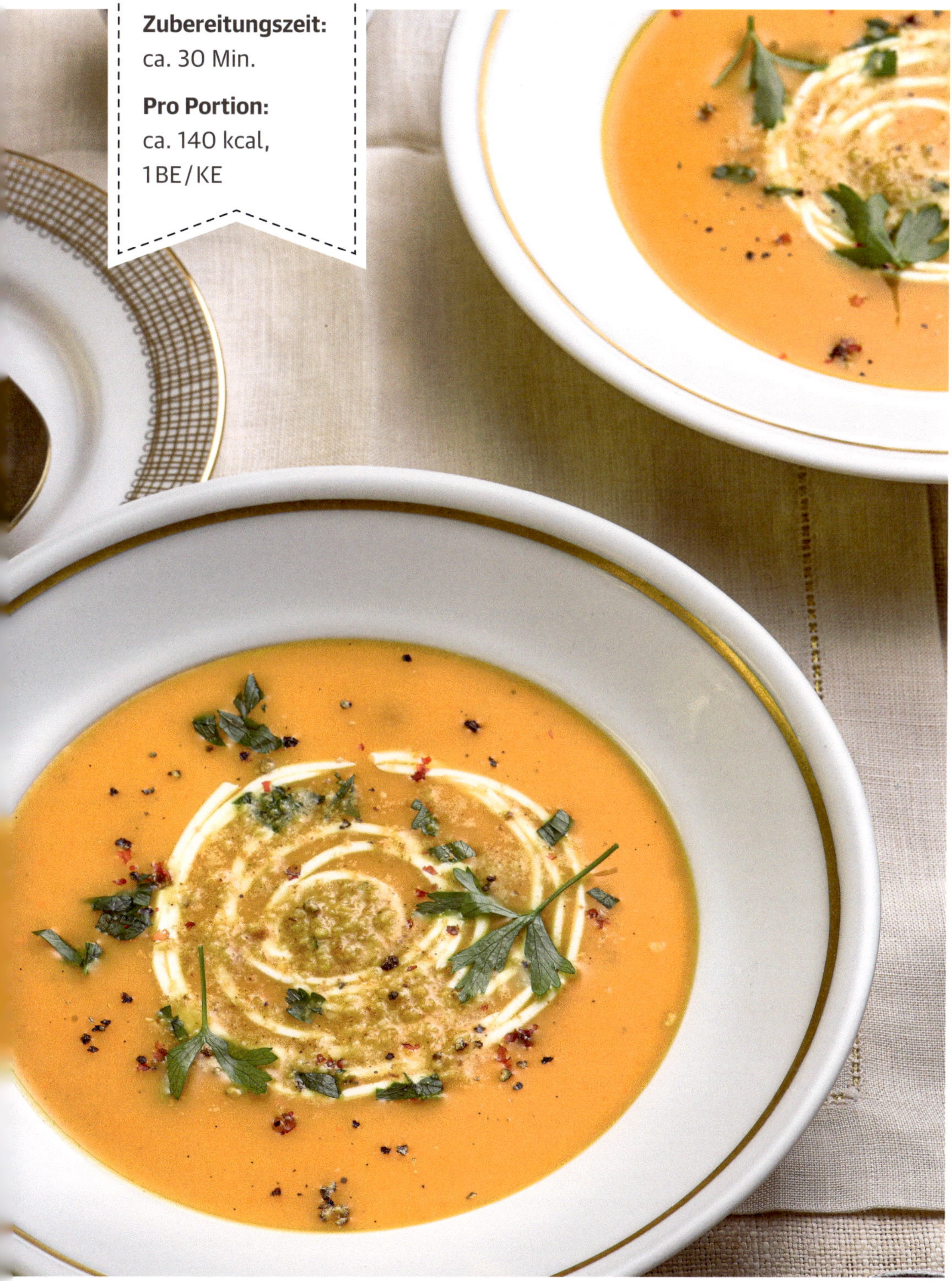

Zubereitungszeit:
ca. 30 Min.

Pro Portion:
ca. 140 kcal,
1 BE/KE

Brokkolicremesuppe mit Forellenmousse

Zubereitung

1. Zwiebel schälen und hacken. Brokkoli in Röschen zerteilen, waschen und abtropfen lassen. Kartoffeln schälen und in Würfel schneiden. Zwiebel, Brokkoli und Kartoffeln im Öl andünsten. Die Brühe dazugeben und alles 10 Minuten garen.

2. Das Forellenfilet mit Zitronenschale, Frischkäse, saurer Sahne und Meerrettich mit dem Stabmixer pürieren, mit Salz abschmecken und kühl stellen.

3. Das Gemüse in der Brühe mit dem Stabmixer pürieren und die Kochsahne unterrühren. Mit Salz, Pfeffer und Muskatnuss würzen. Die Petersilie unterrühren.

4. Die Mandelblättchen in einer Pfanne ohne Fett goldbraun rösten.

5. Vom Forellenmousse mit zwei Löffeln Nocken abstechen und in die Suppe legen. Mit Pfeffer und Mandelblättchen bestreuen.

Für 2 Personen

- 1 Zwiebel
- 300 g Brokkoli
- 160 g Kartoffeln
- 1 EL Öl
- ca. 450 ml Gemüsebrühe
- 75 g geräuchertes Forellenfilet
- etwas abgeriebene Bio-Zitronenschale
- je 1 EL Frischkäse (0,2 % Fett) und saure Sahne
- 1 TL Meerrettich (Glas)
- Salz
- 50 ml Kochsahne (15 % Fett)
- bunter Pfeffer (Mühle)
- Muskatnuss
- etwas gehackte Petersilie
- 10 g Mandelblättchen

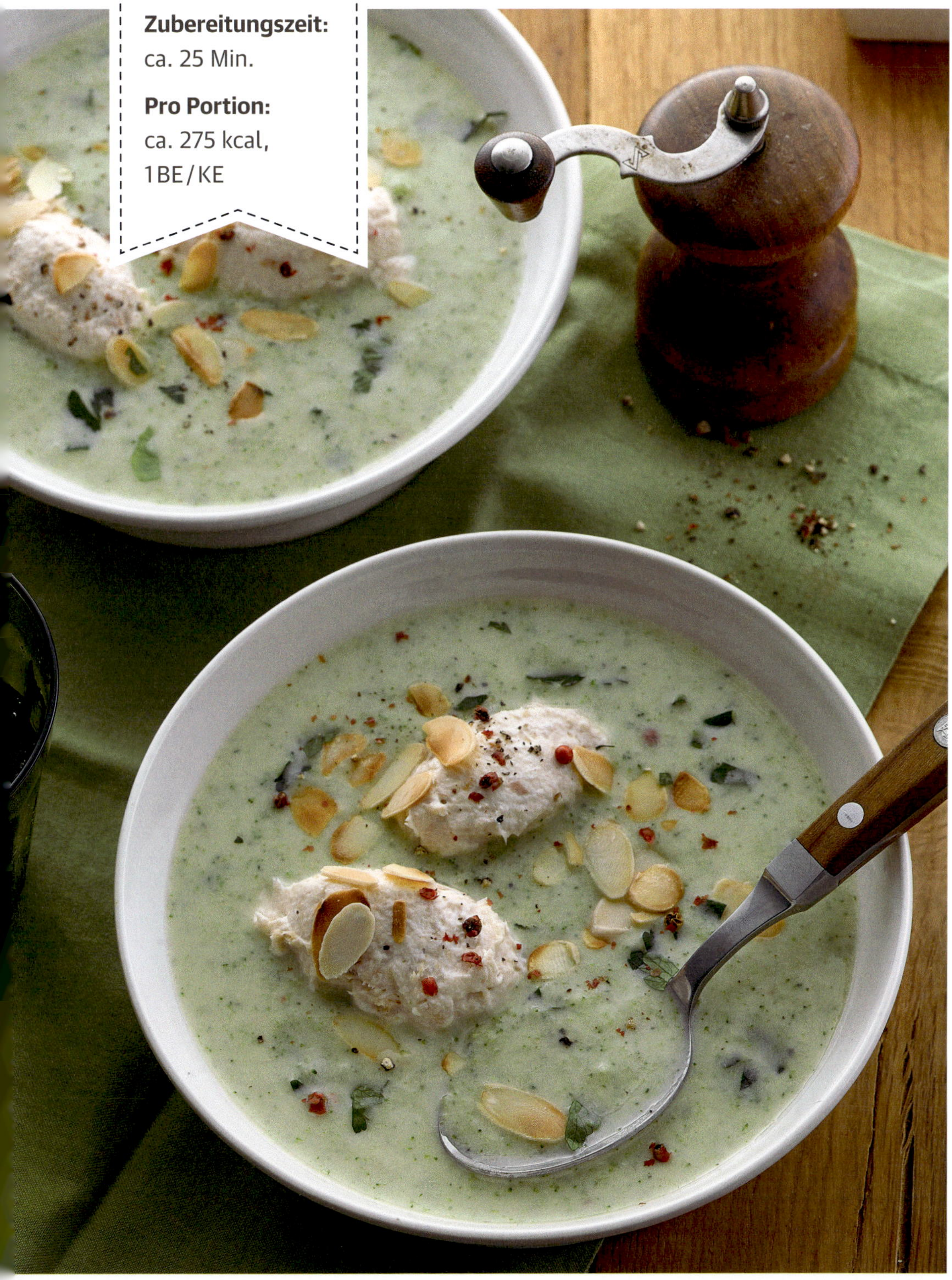

Zubereitungszeit:
ca. 25 Min.

Pro Portion:
ca. 275 kcal,
1 BE / KE

Tomatensuppe mit Ricottanocken

Zubereitung

1. Die Tomaten waschen, trocken tupfen und die Stielansätze entfernen. Das Fruchtfleisch in Würfel schneiden, dabei den Saft auffangen. Zwiebel und Knoblauch schälen und fein hacken. Möhren und Sellerie schälen bzw. putzen und in Würfel schneiden.

2. Die Zwiebel im Öl andünsten. Möhren, Sellerie und Knoblauch kurz mitdünsten. Mit Brühe und Tomaten mitsamt Saft auffüllen und 25 Minuten garen. Die Suppe pürieren, Kochsahne und eventuell noch etwas Brühe unterrühren. Mit Essig, Salz und Pfeffer abschmecken.

3. Den Ricotta mit Pfeffer und Zitronenschale würzen und mischen. Zwei Teelöffel in heißes Wasser tauchen und aus der Ricottamasse Nocken abstechen.

4. Die Suppe auf Teller verteilen und die Ricottanocken daraufgeben. Nach Belieben mit Lavendelblüten garnieren.

Für 2 Personen

- 500 g Roma- oder Fleischtomaten
- 1 kleine Zwiebel
- 1 Knoblauchzehe
- je 50 g Möhren und Stangensellerie
- 1 EL Olivenöl
- ca. 250 ml Gemüsebrühe (instant)
- 30 ml Kochsahne (15 % Fett)
- 1 TL Aceto balsamico
- Salz, Pfeffer (Mühle)
- 100 g Ricotta
- 1 Msp. abgeriebene Bio-Zitronenschale
- 1 frischer (Bio-) Lavendelzweig nach Belieben

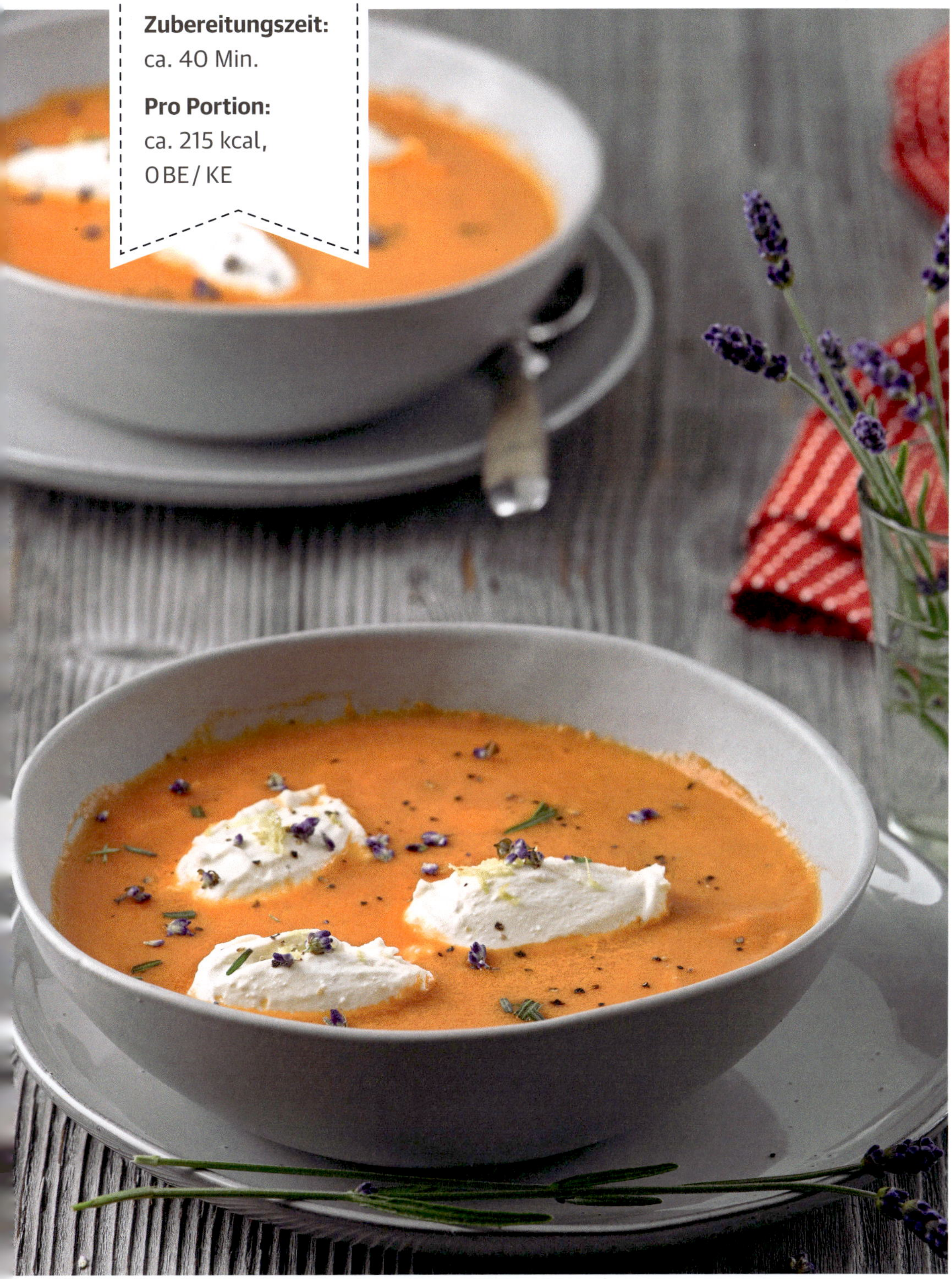

Zubereitungszeit:
ca. 40 Min.

Pro Portion:
ca. 215 kcal,
0 BE/KE

Brot ist nicht gleich Brot

Der Deutschen liebstes Nahrungsmittel

Kaum ein weiteres Land verfügt über eine so vielseitige Brotkultur wie Deutschland. Weißbrote, Mischbrote, Vollkornbrote, Low-Carb- oder Mehrkornbrote - über 3000 verschiedene Sorten werden in unseren heimischen Bäckereien angeboten.

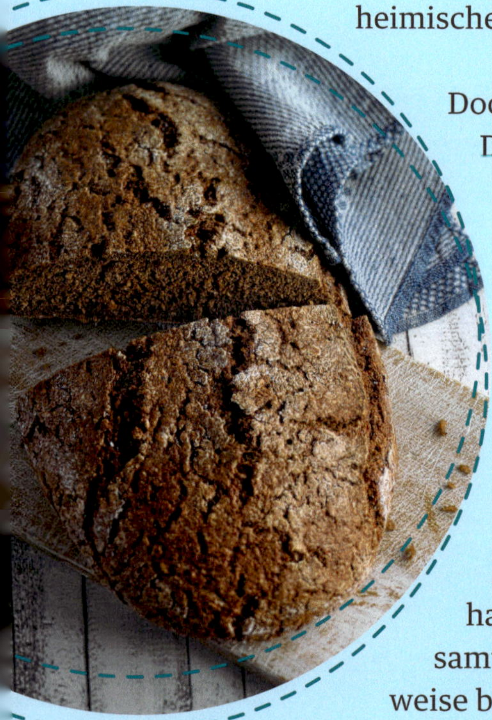

Doch nicht alle sind ideal für Menschen mit Diabetes Typ 2. Besonders zum Frühstück greifen wir gern zum Brötchen mit Butter und Marmelade, doch vor allem Weißbrote - egal ob als Brötchen, Toast oder Croissant - sind keine gute Wahl. Sie lassen den Blutzuckerspiegel schnell ansteigen und halten nicht lange satt.

Was sind gesunde Alternativen? Eine Studie hat ergeben, dass vor allem Vollkornbrote besonders geeignet sind. Sie halten den Blutzuckerspiegel über den gesamten Tag lang stabiler als ihre vergleichsweise ballaststoffarmen Alternativen.

„Gute" Brotsorten

Darauf sollten Sie achten

Vollkornbrot wird aus mindestens 90 Prozent Vollkorn-Schrot, -Mehl und -Flocken in beliebigem Verhältnis zueinander hergestellt. Das gilt für Weizen- genauso wie für Roggen- und Dinkel-Vollkornbrote.

Auch Low-Carb-Brote können eine gute Alternative sein, sie sind nicht kalorienreduziert, sondern enthalten im Vergleich zu anderen Broten weniger Kohlenhydrate.

Relativ neu sind sogenannte Saatenbrote. Sie punkten mit vielen Ballaststoffen, gesunden Fetten z. B. aus Leinsamen und enthalten wenig bis kein Mehl.

Doch man muss genauer hinsehen, denn oft werden im Handel dunkle Brote angeboten, die jedoch nur einen sehr geringen Anteil an Vollkornmehlen enthalten. Sie sind zum Beispiel mit Zuckerkulör eingefärbt. Fragen Sie am besten beim Bäcker direkt nach.

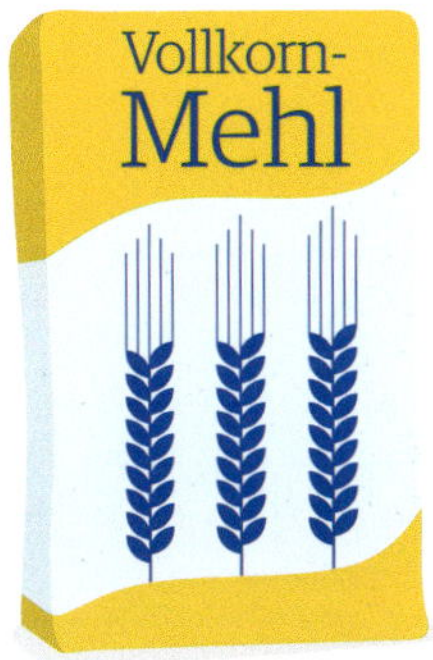

Minestrone mit Grünkohl

Zubereitung

1. Zwiebel und Knoblauch schälen und hacken. Die Möhren putzen, schälen und in Würfel schneiden. Den Sellerie putzen, waschen und in Scheiben schneiden.

2. Das Öl erhitzen und Zwiebel, Knoblauch und Möhren darin dünsten. Tomaten und Brühe dazugeben und unterrühren. Den Sellerie hinzufügen und mit Fenchel würzen. Aufkochen und zugedeckt 8 Minuten garen.

3. Die Bohnen in einem Sieb abbrausen und abtropfen lassen. Den Kohl putzen, die zarten Blätter waschen und in Streifen schneiden.

4. Den Kohl in die Suppe geben und weitere 10 Minuten garen. Die Bohnen hinzufügen und kurz erhitzen. Mit Salz, Pfeffer und Kräutern würzen. Die Minestrone mit Parmesan servieren.

Für 2 Personen

- 1 Zwiebel
- 1 Knoblauchzehe
- 100 g Möhren
- 75 g Stangensellerie
- 1 EL Olivenöl
- 200 g passierte Tomaten (Dose)
- ¼ l Gemüsebrühe (instant)
- ½ TL Fenchelsaat
- 125 g weiße Bohnen (Dose)
- 175 g zarter Grünkohl
- Salz, Pfeffer (Mühle)
- etwas Thymian
- gehackte Petersilie
- 30 g geriebener Parmesan

DiABETES RATGEBER

Tipp: Grünkohl besticht nicht nur durch seinen hohen Vitamin-C-Gehalt. Der ist bei Grünkohl mit 105 Milligramm pro 100 Gramm doppelt so hoch wie der einer Zitrone. Auch Mineralstoffe und Ballaststoffe sind reichlich enthalten.

Zubereitungszeit:
ca. 30 Min.

Pro Portion:
ca. 220 kcal,
0,5 BE/KE

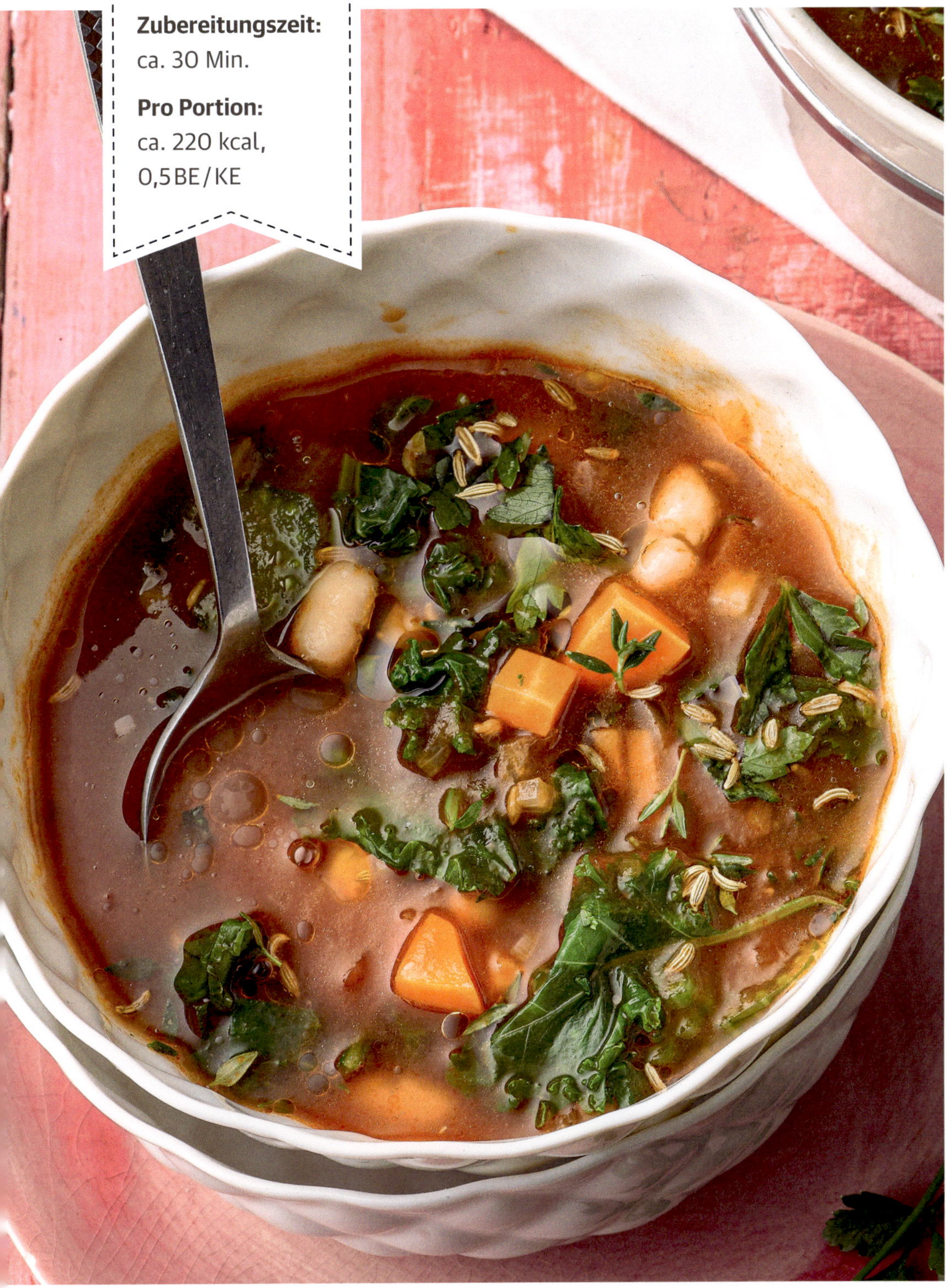

Rote-Bohnen-Eintopf mit Tofu

Zubereitung

1. Die Zwiebel und den Knoblauch schälen und hacken. Paprika putzen, entkernen, waschen und in Würfel schneiden. Sellerie putzen und in Würfel schneiden. Die Bohnen in einem Sieb abtropfen lassen.

2. Die Zwiebel in 3 TL Öl andünsten. Paprika, Sellerie und Knoblauch kurz mitdünsten. Tomaten mitsamt Saft und Brühe unterrühren, mit Paprikapulver, Kreuzkümmel und Lorbeerblättern aufkochen. Zugedeckt 8 Minuten garen, die abgetropften Bohnen dazugeben und 5 Minuten weitergaren. Die Lorbeerblätter entfernen.

3. Den Tofu in Würfel schneiden und mit Chiliflocken in einer beschichteten Pfanne im restlichen Öl anbraten, zum Eintopf geben und unterrühren. Mit Salz und Pfeffer abschmecken und mit Petersilie bestreuen.

Für 2 Personen

- 1 Zwiebel
- 1 Knoblauchzehe
- 1 gelbe Paprikaschote
- 100 g Stangensellerie
- 1 Dose Kidneybohnen (250 g)
- 5 TL Olivenöl
- 1 Dose stückige Tomaten (400 g)
- 250 ml Gemüsebrühe (instant)
- Paprikapulver (edelsüß)
- gemahlener Kreuzkümmel
- 2 Lorbeerblätter
- 150 g Bio-Tofu (natur)
- Chiliflocken
- Salz, Pfeffer (Mühle)
- gehackte Petersilie

DIABETES RATGEBER

Diabetes-Tipp: Dosentomaten sind nicht unbedingt ungesünder als frische. Sie enthalten zum Beispiel sogar mehr Lykopin. Es zählt zu den sogenannten Antioxidantien und soll freie Radikale im Körper unschädlich machen.

Zubereitungszeit:
ca. 25 Min.

Pro Portion:
ca. 435 kcal,
1,5 BE/2 KE

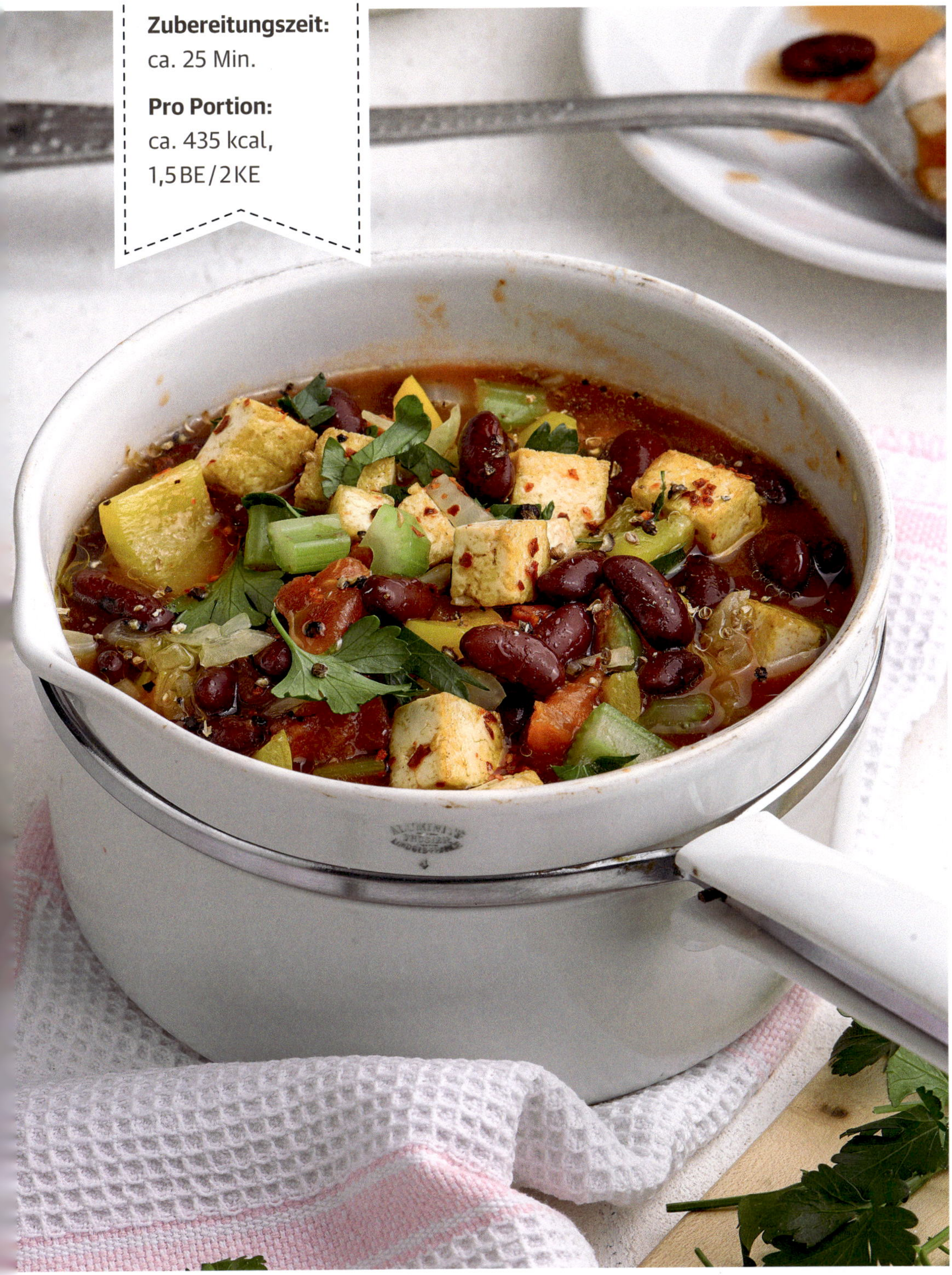

Kürbis-Brokkoli-Eintopf mit Hähnchenbrust

Für 2 Personen

- 30 g rote Linsen
- je 1 Zwiebel und Knoblauchzehe
- 160 g Kartoffeln
- 250 g Kürbisfruchtfleisch (z. B. Hokkaido, Muskatkürbis)
- 1 kleine Selleriestange
- 100 g Brokkoliröschen
- 150 g Hähnchenbrustfilet
- 1 EL Öl
- 600 ml Hühner- oder Gemüsebrühe (instant)
- Salz, Pfeffer (Mühle)
- Muskatnuss
- 2 TL Kürbiskerne
- etwas abgeriebene Bio-Zitronenschale
- gehackte Petersilie
- 2 TL Kürbiskernöl

Zubereitung

1. Die Linsen in ein Sieb geben, abbrausen und abtropfen lassen. Zwiebel und Knoblauch schälen und hacken. Kartoffeln und Kürbis schälen und in Würfel schneiden. Den Sellerie putzen und in Scheiben schneiden. Den Brokkoli putzen und waschen.

2. Das Hähnchenbrustfilet waschen, trocken tupfen und in einem Topf im Öl scharf anbraten. Herausnehmen und in mundgerechte Stücke schneiden. Die Zwiebel im Bratfett andünsten, Sellerie und Knoblauch kurz mitdünsten. Brühe, Kartoffeln und Kürbis zufügen. Mit Salz, Pfeffer und Muskat würzen. Alles aufkochen und zugedeckt 5 Minuten garen.

3. Linsen dazugeben und weitere 5 Minuten garen. Brokkoli und Hähnchenfleisch dazugeben und zugedeckt 10 Minuten fertig garen. Falls nötig, noch heiße Brühe hinzufügen.

4. Die Kürbiskerne in einer Pfanne ohne Fett goldbraun rösten. Mit Salz und Pfeffer, Zitronenschale und Petersilie abschmecken. Den Eintopf mit Kernöl und Kürbiskernen servieren.

Zubereitungszeit:
ca. 35 Min.

Pro Portion:
ca. 350 kcal,
2 BE / 2,5 KE

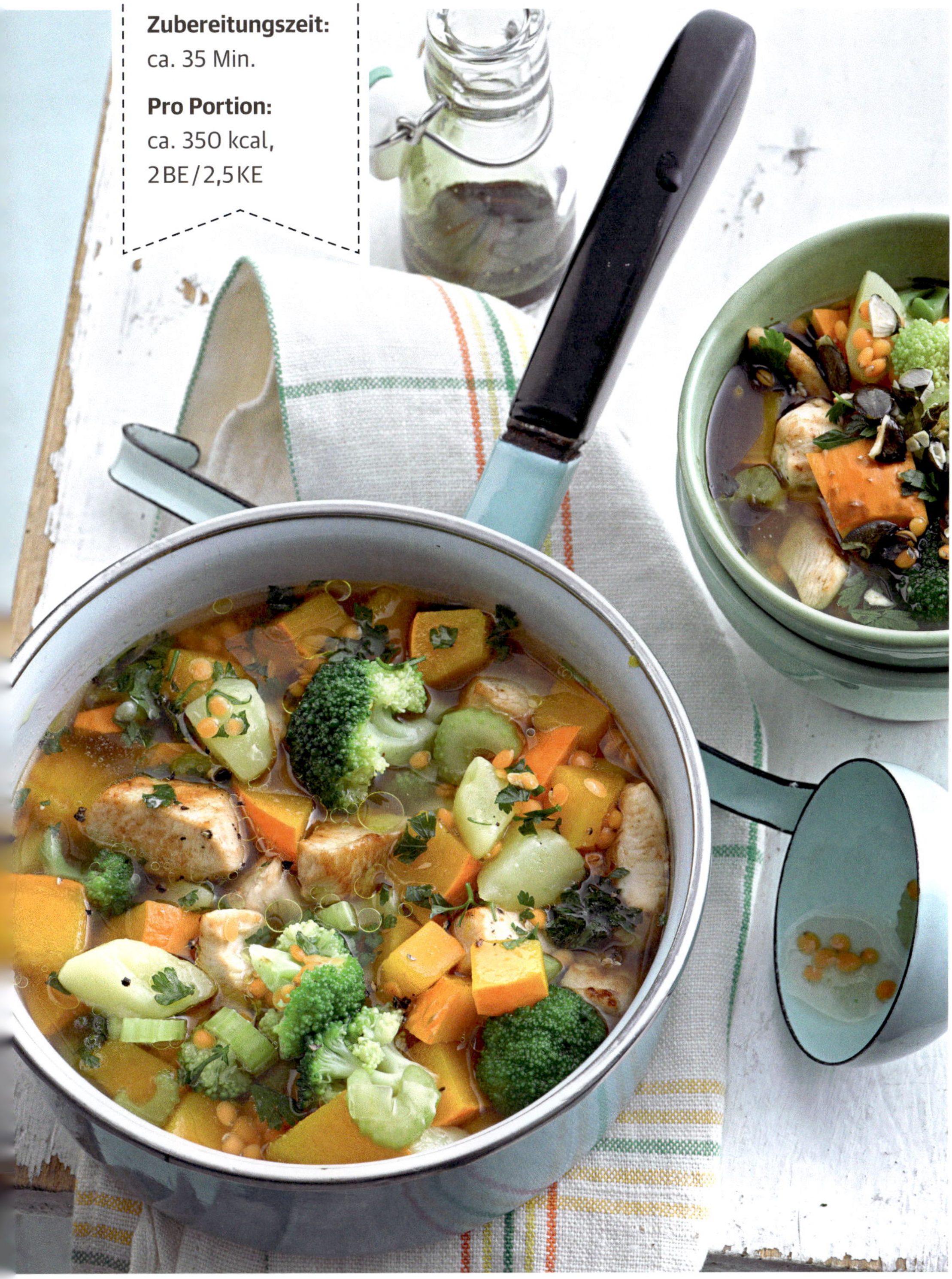

Linseneintopf mit Würstchen

Zubereitung

1. Die Linsen in ein Sieb geben, abbrausen und abtropfen lassen. Etwa 25 Minuten in Wasser garen und dann abgießen.

2. Zwiebel schälen und hacken. Kohlrabi und Möhre schälen und in Stifte schneiden. Lauch putzen, waschen und in Ringe schneiden. Kohlrabi und Möhre im Öl andünsten. Mit Brühe aufgießen und zugedeckt 10 Minuten garen. Mit Lauch und abgetropften Linsen 5 Minuten weitergaren. Falls nötig, noch heiße Brühe dazugeben.

3. Den Eintopf mit Salz, Pfeffer und Muskatnuss würzen und mit Kräutern abschmecken. Die Wiener in wenig Wasser kurz erhitzen, mit dem Eintopf servieren oder in Scheiben kurz darin ziehen lassen.

Für 2 Personen

- 100 g braune Linsen
- 1 Zwiebel
- 1 kleiner Kohlrabi
- 1 Möhre
- 50 g Lauch
- 1 EL Öl
- ca. 600 ml Gemüsebrühe
- Salz, Pfeffer (Mühle)
- Muskatnuss
- gehackte Frühlingskräuter (z. B. Petersilie, Kerbel, Schnittlauch)
- 2 Puten-Wiener (ca. 80 g)

DIABETES RATGEBER

Diabetes-Tipp: Schon 100 Gramm getrocknete Linsen liefern mehr als ein Drittel des Tagessolls an Ballaststoffen. Deshalb halten sie lange satt und können vor Heißhungerattacken schützen.

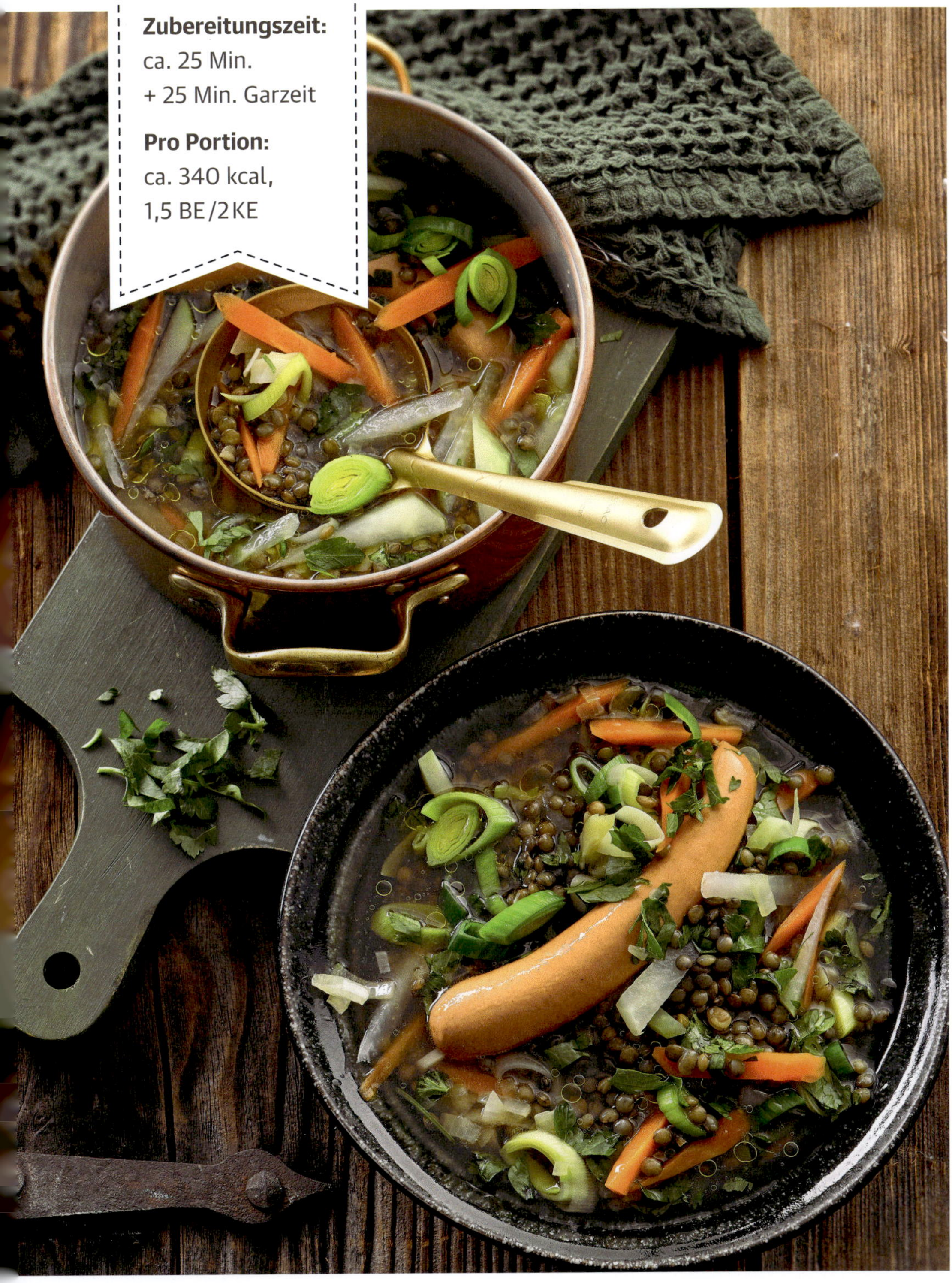

Zubereitungszeit:
ca. 25 Min.
+ 25 Min. Garzeit

Pro Portion:
ca. 340 kcal,
1,5 BE/2KE

Rote-Bete-Eintopf mit Meerrettich und Lachs

Zubereitung

1. Die Graupen in einem Sieb mit heißem Wasser abbrausen. Frühlingszwiebeln putzen und in Ringe schneiden. Die Rote Bete schälen (am besten mit Einmalhandschuhen), Pastinaken putzen, schälen und beides in Würfel schneiden.

2. Das Weiße der Frühlingszwiebeln in 2 TL Öl andünsten, mit Brühe, Graupen und Roter Bete aufkochen. Mit Lorbeerblatt und Pfefferkörnern 25 Minuten zugedeckt garen, nach 15 Minuten die Pastinaken hinzufügen.

3. Saure Sahne mit Meerrettich, Dill und 1 Prise Salz verrühren. Das Lorbeerblatt aus dem Eintopf entfernen, falls nötig, noch heiße Brühe angießen.

4. Das Lachsfilet in grobe Würfel schneiden, salzen und pfeffern. Im restlichen Öl braten und mit Zitronensaft beträufeln. Mit Meerrettichcreme auf dem Eintopf servieren. Mit Zwiebelgrün und Dill garnieren.

Für 2 Personen

- 70 g Perlgraupen
- 3 Frühlingszwiebeln
- 300 g Rote Bete
- 100 g Pastinaken
- 3 TL Öl
- ca. 400 ml Gemüsebrühe (instant)
- 1 Lorbeerblatt
- 1 TL zerstoßene Pfefferkörner
- 2 EL saure Sahne
- 2–3 TL geriebener Meerrettich
- gehackter Dill
- Salz
- 100 g Lachsfilet
- Pfeffer (Mühle)
- Zitronensaft

Zubereitungszeit:
ca. 40 Min.

Pro Portion:
ca. 390 kcal,
2 BE/2,5 KE

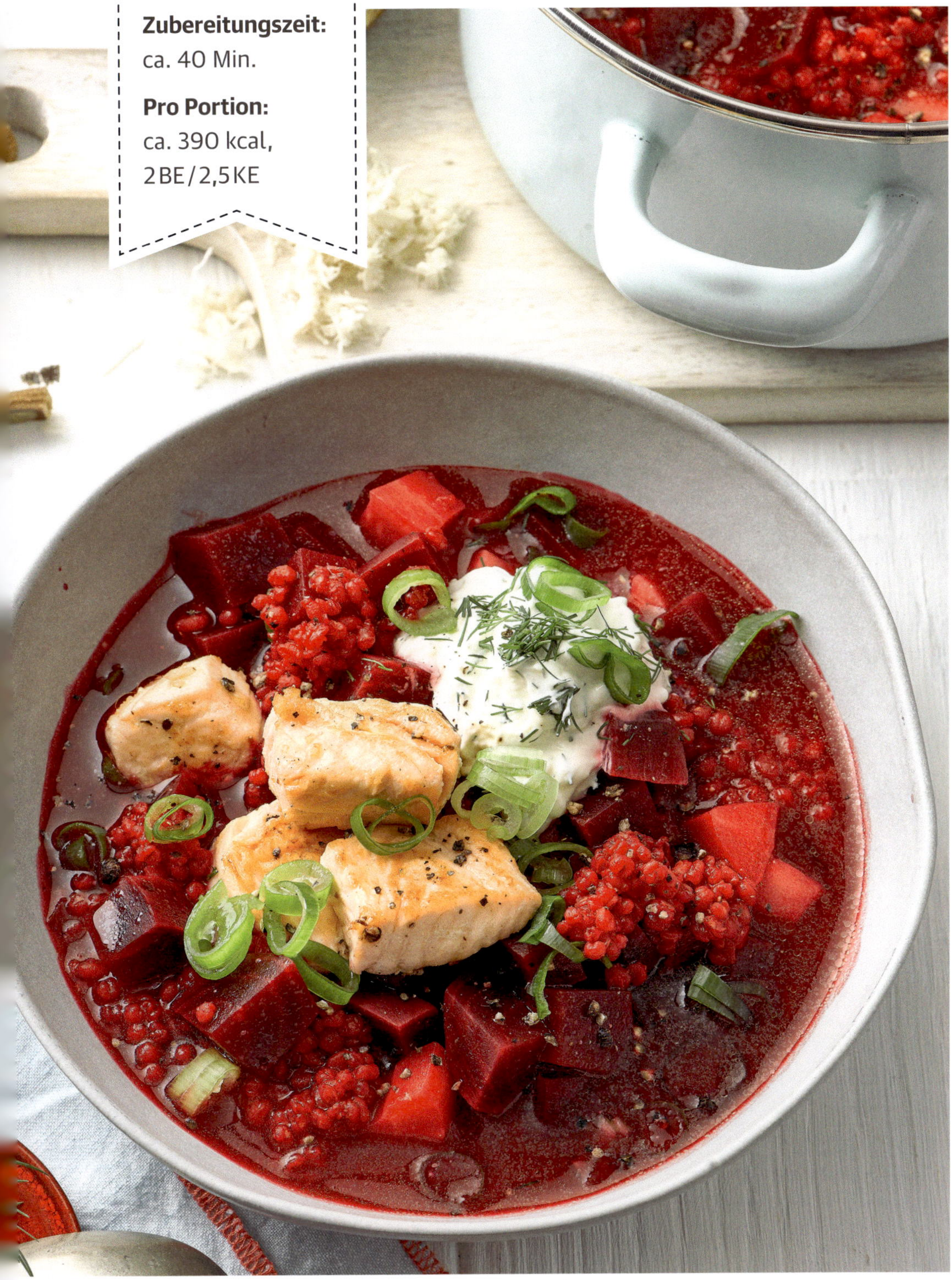

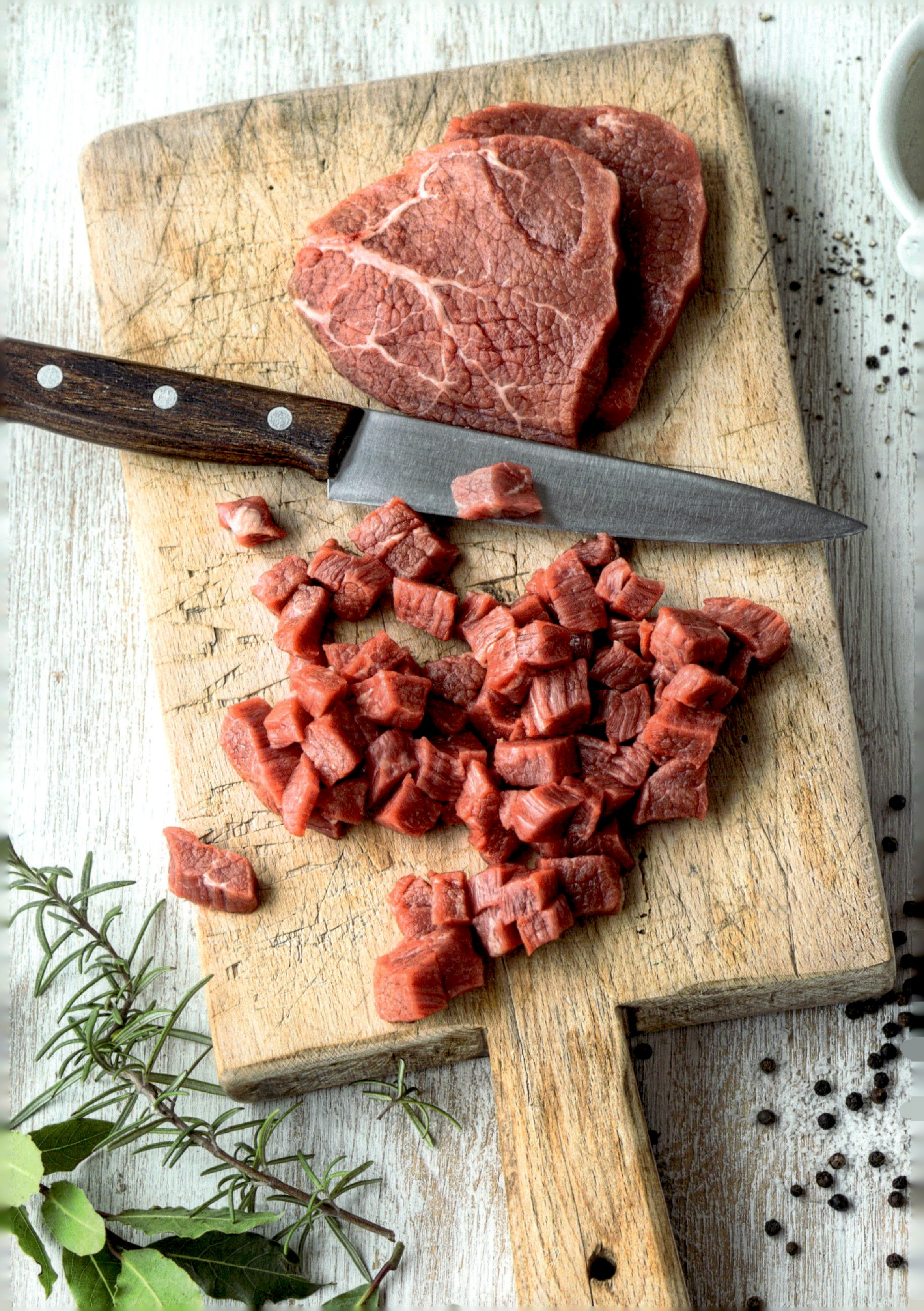

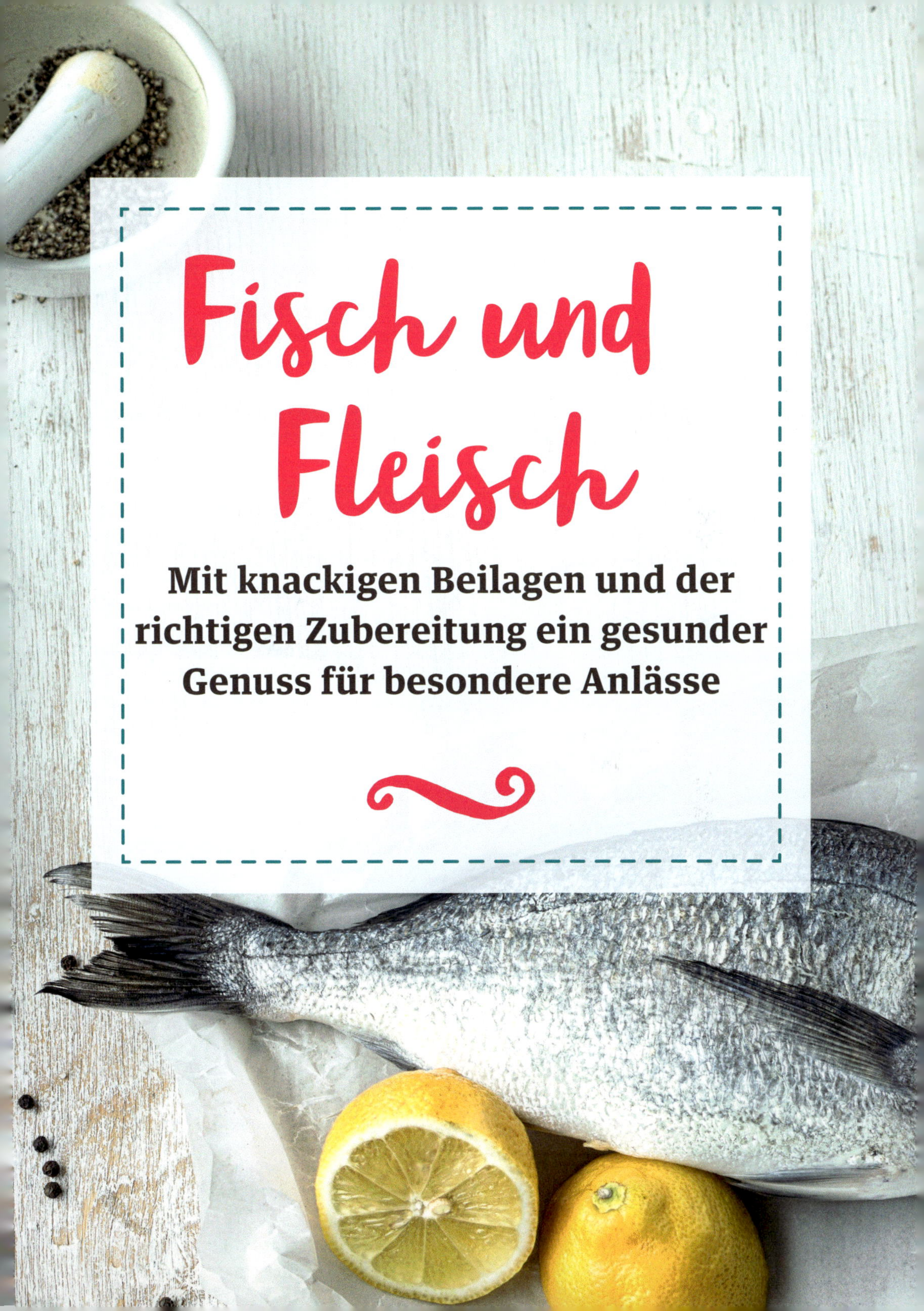

Fisch und Fleisch

Mit knackigen Beilagen und der richtigen Zubereitung ein gesunder Genuss für besondere Anlässe

Zander mit Blattspinat und Tomatenpüree

Zubereitung

1. Die Kartoffeln ungeschält in Wasser garen. Zwiebel schälen und hacken. Knoblauch schälen und zerdrücken. Die Zitrone waschen und trocken reiben. Von ½ Zitrone etwas Schale abreiben, den Saft auspressen. Übrige Zitrone in Spalten schneiden.

2. Zwiebel und Knoblauch in 1 EL Öl andünsten. Spinat waschen und abtropfen lassen. (Aufgetauten TK-)Spinat hinzufügen. Mit Salz, Pfeffer, Muskat und Zitronenschale würzen und umrühren. Den Spinat zugedeckt zusammenfallen lassen und von der Herdplatte ziehen.

3. Die Milch erhitzen. Die Kartoffeln pellen und in Würfel schneiden. Die Kartoffeln mit heißer Milch, Joghurtbutter und Tomatenmark zu Püree stampfen. Die Tomaten waschen und in Würfel schneiden. Unter das Püree heben, mit Salz, Pfeffer und Chili abschmecken.

4. Die Zanderfilets in einer beschichteten Pfanne im restlichen Öl braten. Mit Salz und Pfeffer würzen und mit Zitronensaft beträufeln. Den Fisch mit Spinat, Püree und Zitronenspalten anrichten.

Für 2 Personen

- 320 g mehligkochende Kartoffeln
- 1 Zwiebel
- 1 Knoblauchzehe
- 1 Bio-Zitrone
- 2 EL Öl
- 300 g frischer Blattspinat (oder 250 g TK)
- Salz, bunter Pfeffer
- Muskatnuss
- 50 ml Milch (1,5 % Fett)
- 1 TL Joghurtbutter
- 1 TL Tomatenmark
- 4 Kirschtomaten
- Chiliflocken
- 2 Zanderfilets mit Haut (à 150 g, frisch oder TK)

Zubereitungszeit:
ca. 40 Min.

Pro Portion:
ca. 390 kcal,
2 BE/2,5 KE

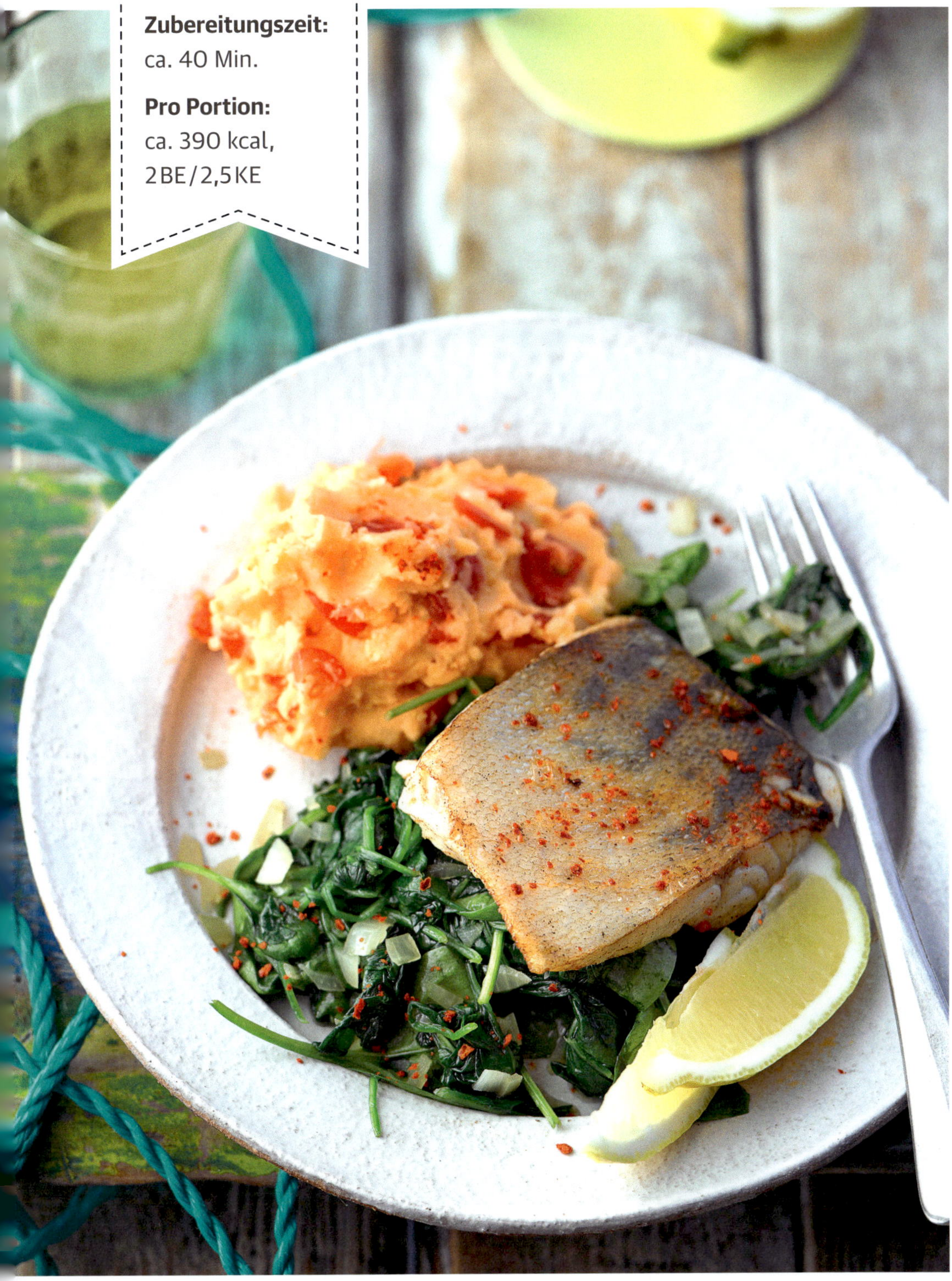

Spargelpfanne mit Schollenfilet und Kressedip

Zubereitung

1. Die Kartoffeln ungeschält in Wasser garen. Spargel im unteren Drittel schälen und die Enden abschneiden. Den Spargel waschen und schräg in Stücke schneiden. Möhre und Mairübchen putzen, schälen, in breite Streifen schneiden und in leicht gesalzenem Wasser etwa 3 Minuten garen. Abgießen und den Sud auffangen. Die Zwiebel schälen und in Streifen schneiden. Die Zitrone waschen, trocken reiben, etwas Schale abreiben und den Saft auspressen.

2. Für den Dip Quark mit Senf und je 1 EL Zitronensaft und Kochsud glatt rühren. Salzen und pfeffern. Honig, Zitronenschale und die Hälfte der Kresse unterrühren.

3. Die Kartoffeln etwas abkühlen lassen und halbieren. In einer beschichteten Pfanne in 1 EL Öl mit dem gegartem Gemüse und Zwiebeln etwa 5 Minuten braten. Salzen und pfeffern. Mit 2 EL Gemüsesud ablöschen und warm stellen.

4. (Aufgetautes) Schollenfilet würzen, in einer beschichteten Pfanne mit 1 EL Öl von beiden Seiten braten. Mit restlichem Zitronensaft beträufeln. Fischfilets mit Pfannengemüse, Dip und Kresse anrichten.

Für 2 Personen

- 300 g kleine Frühkartoffeln
- 300 g grüner Spargel
- 2 EL Öl
- 1 Möhre
- 100 g Mairübchen (oder Kohlrabi)
- Salz
- 1 kleine rote Zwiebel
- 1 Bio-Zitrone
- 125 g Magerquark
- ½ TL Senf
- Pfeffer
- ½ TL Honig
- ½ Kästchen Kresse
- 300 g Schollenfilet (frisch oder TK)

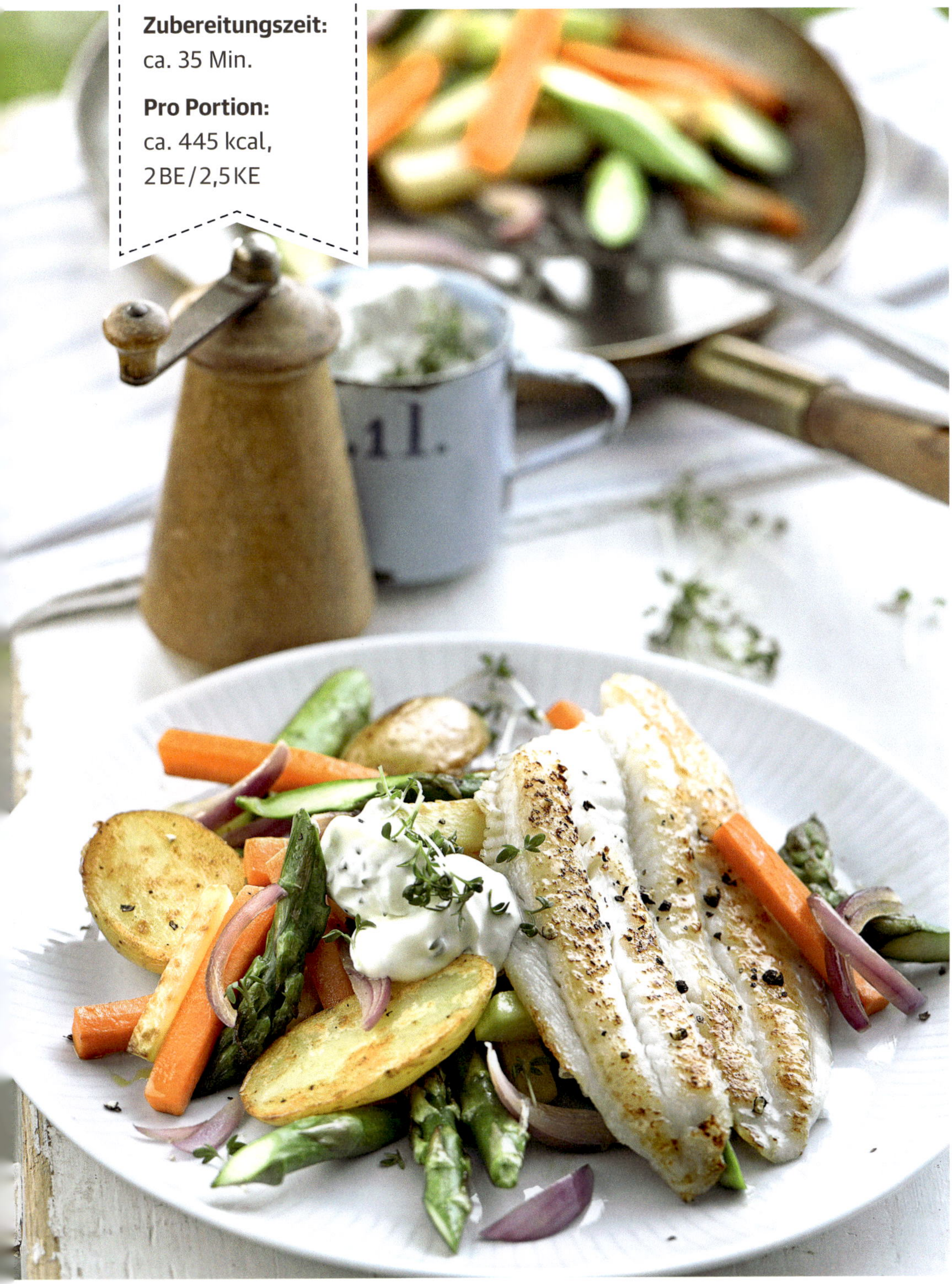

Zubereitungszeit:
ca. 35 Min.

Pro Portion:
ca. 445 kcal,
2 BE/2,5 KE

Speck-Kabeljau mit grünen Gemüse

Zubereitung

1. Die Zwiebel schälen und hacken. Den Sellerie putzen, waschen und klein schneiden. Die Hälfte der Zwiebel mit Sellerie, Bohnen und Erbsen in 1 TL Öl andünsten. Die Brühe dazugeben, aufkochen und 8 Minuten garen. Mit Salz und Pfeffer, Zitronensaft, saurer Sahne und Kerbel abschmecken.

2. Tiefkühl-Fisch auftauen lassen, frischen Fisch unter kaltem Wasser abbrausen, trocken tupfen und beides mit Salz und Pfeffer würzen. Den Schinken in Würfel schneiden.

3. Schinken und restliche Zwiebel in einer beschichteten Pfanne in 1 TL Öl braten und herausnehmen. Das restliche Öl dazugeben und den Fisch auf beiden Seiten braten. Fisch mit Gemüse und Zitronenspalten servieren.

Für 2 Personen

- 1 Zwiebel
- 150 g Stangensellerie
- je 200 g dicke grüne Bohnenkerne und Erbsen (frisch gepalt oder TK)
- 4 TL Öl
- 125 ml Gemüsebrühe (instant)
- Salz, Pfeffer (Mühle)
- etwas Zitronensaft
- 2 EL saure Sahne
- 2 EL gehackter Kerbel
- 300 g Kabeljaufilet (frisch oder TK)
- 30 g geräucherter Rohschinken
- 2 Zitronenspalten

DIABETES RATGEBER

Diabetes-Tipp: Wenn es keinen frischen Fisch gibt, können Sie auch zu Tiefkühlware greifen. Der Fisch wird in der Regel direkt nach dem Fang eingefroren, so dass wichtige Nährstoffe erhalten bleiben.

Zubereitungszeit:
ca. 25 Min.

Pro Portion:
ca. 410 kcal,
1 BE/KE

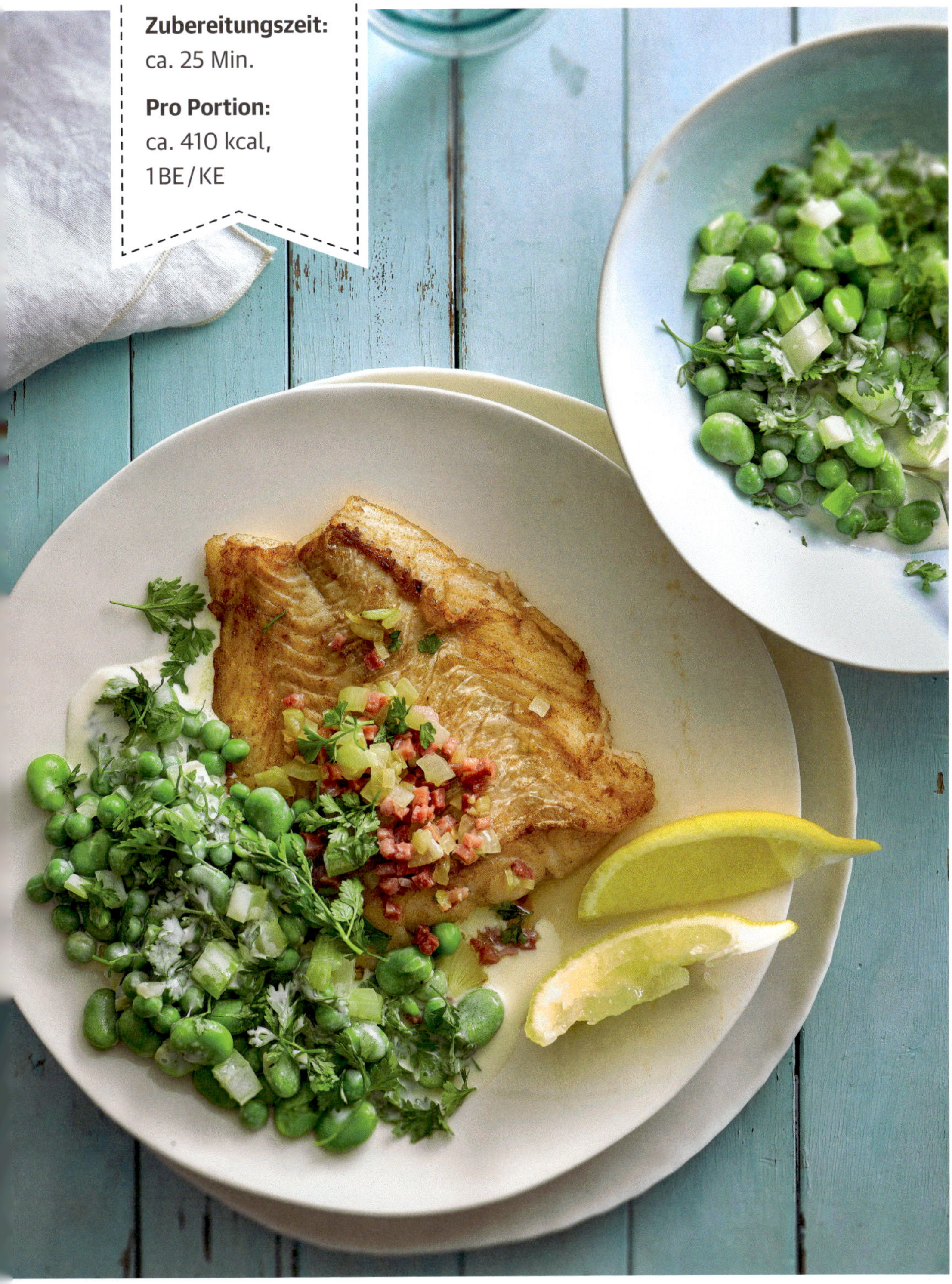

Meerrettichfisch mit Kräuterstampf

Zubereitung

1. Die Kartoffeln ungeschält in Wasser garen. Die Möhren putzen, waschen und längs in dünne Scheiben hobeln. Den Sellerie putzen und in Streifen schneiden. Den Backofen auf 180 °C vorheizen.

2. Möhren und Sellerie in eine Auflaufform geben und mit der Brühe begießen. (Aufgetauten) Fisch darauflegen, mit Zitronensaft beträufeln und mit Salz würzen.

3. Paniermehl, Meerrettich, Öl, Zitronenschale, Petersilie und 1 Prise Salz mischen. Die Brösel auf dem Fisch verteilen und leicht andrücken. Im Ofen 20 Minuten goldbraun backen.

4. Die Kartoffeln pellen. Die Milch mit Salz, Pfeffer und Muskat aufkochen. Die Kartoffeln durch eine Presse dazudrücken, die Kräuter untermischen und alles gut verrühren. Falls nötig, nochmals abschmecken. Den Fisch auf dem Gemüse mit dem Stampf servieren.

Für 2 Personen

- 500 g mehligkochende Kartoffeln
- 200 g dicke Möhren
- 100 g Stangensellerie
- 100 ml Gemüsebrühe (instant)
- 300 g Seelachsfilet (frisch oder TK)
- 1 EL Zitronensaft
- Salz
- 25 g (Vollkorn-) Paniermehl
- 2 TL geriebener Meerrettich
- 3 TL Öl
- ½ TL abgeriebene Bio-Zitronenschale
- 1 EL gehackte Petersilie
- 125 ml Milch (1,5 % Fett)
- Pfeffer (Mühle)
- Muskatnuss
- 3 EL gehackte Kräuter (Petersilie, Dill, Schnittlauch)

Zubereitungszeit:
ca. 45 Min.

Pro Portion:
ca. 475 kcal,
4 BE / 5 KE

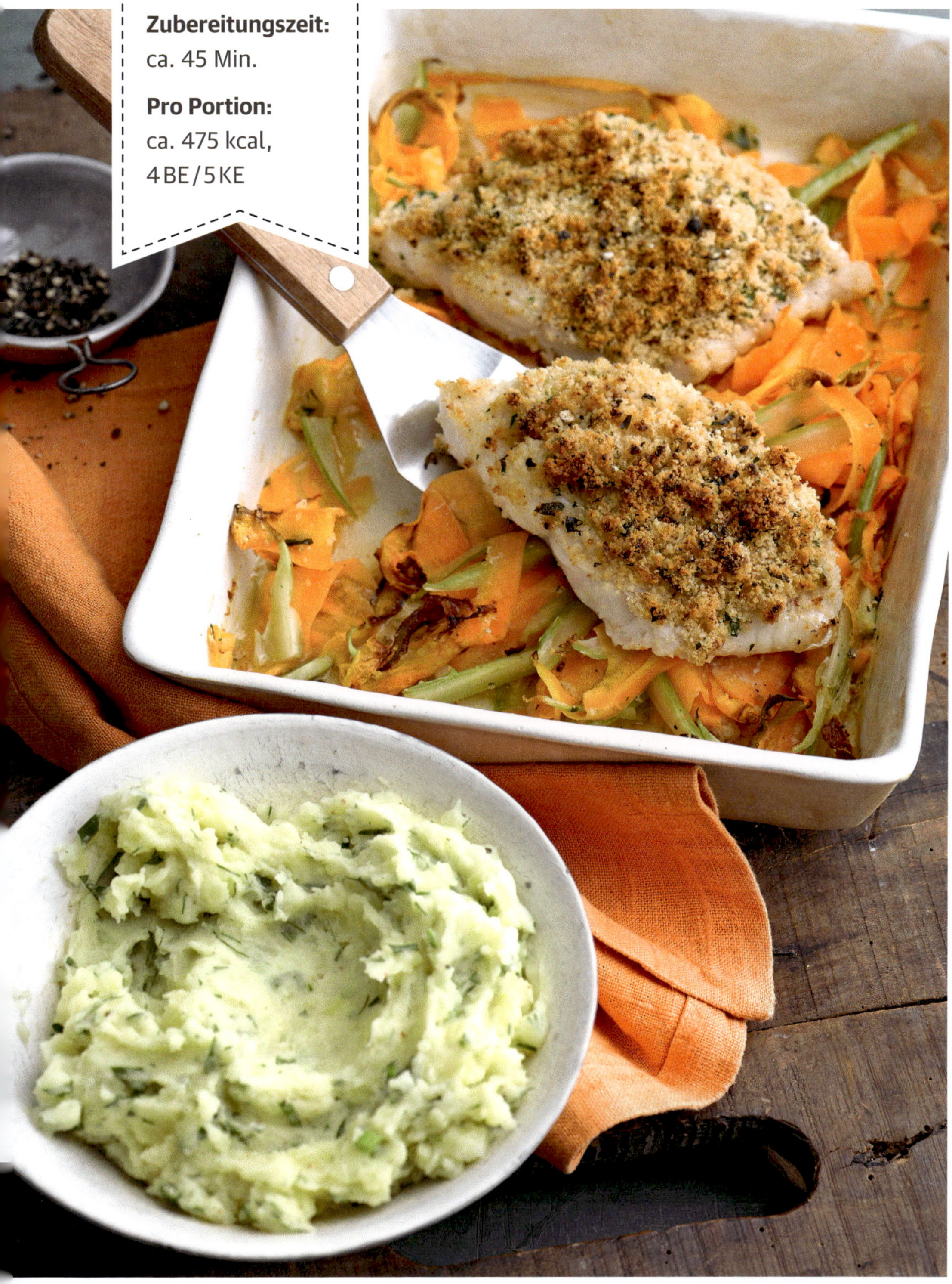

Rotbarsch auf Kichererbsen-Spinat

Zubereitung

1. Die Kichererbsen in ein Sieb geben, mit Wasser abbrausen und abtropfen lassen. Zwiebel und Knoblauch schälen und hacken. Chili putzen, waschen und in Ringe schneiden.

2. Zwiebel, Knoblauch und Chili in 1 TL Öl andünsten. Die Brühe angießen. Spinat putzen, waschen und abtropfen lassen. Spinat in die Pfanne geben und zusammenfallen lassen. Sahne und Kichererbsen hinzufügen und miterhitzen. Mit Salz, Ingwer und Curry würzen.

3. (Aufgetauten) Fisch mit Salz und Pfeffer würzen und im restlichen Öl auf beiden Seiten braten. Auf dem Kichererbsen-Spinat mit Zitronenspalten anrichten.

Für 2 Personen

- 1 Dose Kichererbsen (240 g Abtropfgewicht)
- 1 Zwiebel
- ½ Knoblauchzehe
- ½ rote Chilischote
- 4 TL Öl
- je 50 ml Gemüsebrühe und Kochsahne (15 % Fett)
- 300 g Blattspinat
- Salz
- gemahlener Ingwer
- Currypulver
- 2 Rotbarschfilets (à 150 g, frisch oder TK)
- Pfeffer (Mühle)
- 2 Zitronenspalten

DIABETES RATGEBER

Diabetes-Tipp: Spinat ist vor allem für seinen angeblichen Eisengehalt bekannt. Doch mit sagenhaften 800 Mikrogramm pro 100 Gramm gehört das Gemüse vor allem zu den besten Quellen für Vitamin A. Der Stoff spielt eine entscheidende Rolle für gutes Sehen und gesunde Haut.

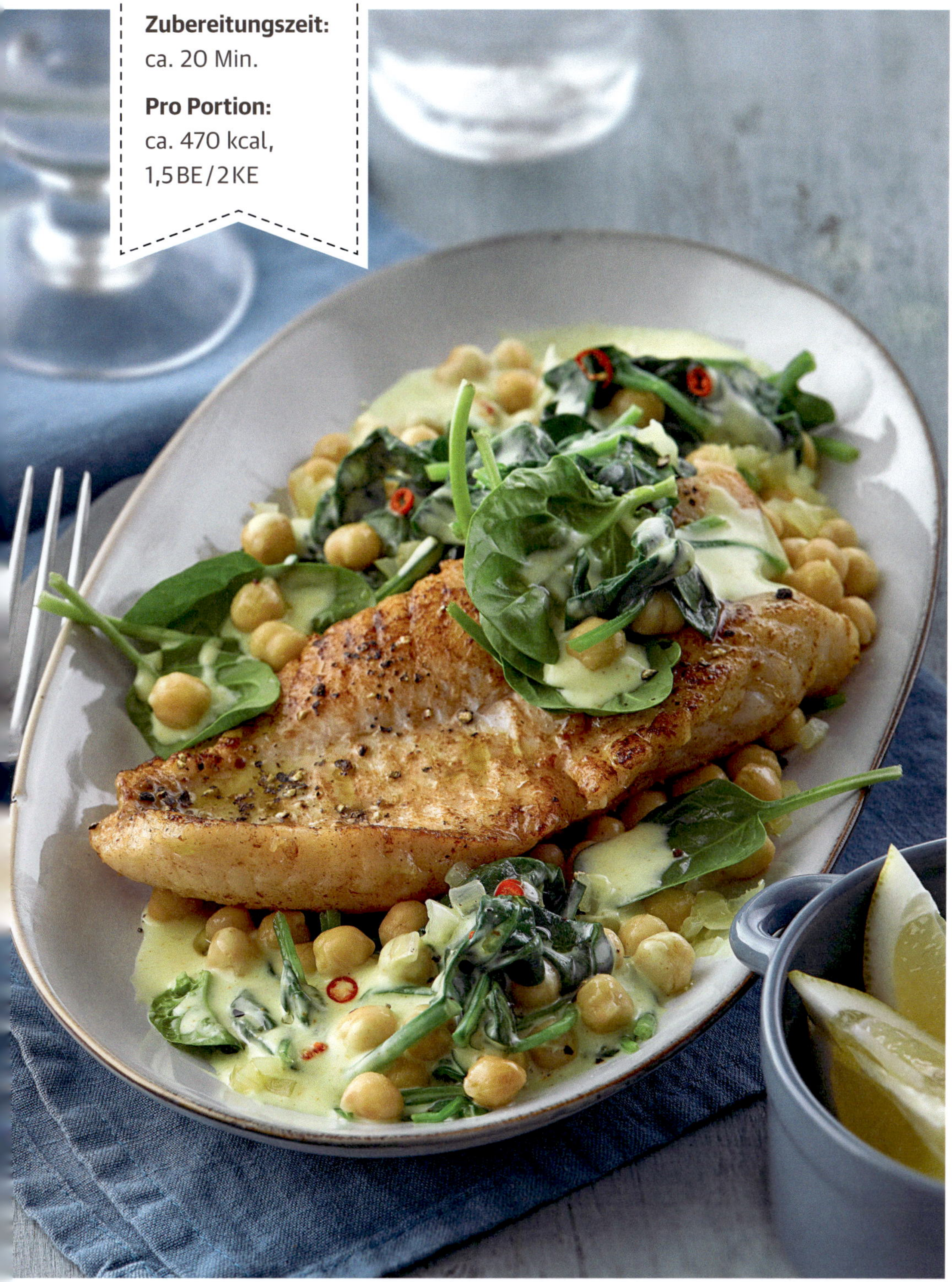

Zubereitungszeit:
ca. 20 Min.

Pro Portion:
ca. 470 kcal,
1,5 BE / 2 KE

Ballaststoffe – am besten 40 Gramm täglich

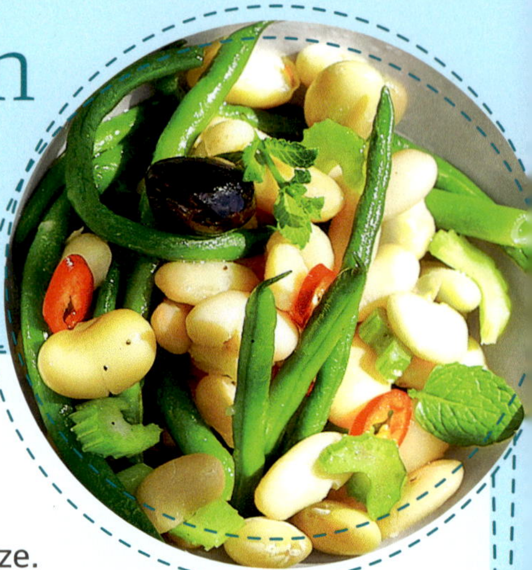

Bohnensalat mit Minze

Pikanter Bohnensalat mit Oliven, Chili und Minze. Schmeckt auch als Fleischbeilage.

Zubereitung
Weiße Bohnen in ein Sieb geben, mit kaltem Wasser abbrausen. Grüne Bohnen putzen, eventuell halbieren, in leicht gesalzenem Wasser etwa 10 Minuten zugedeckt garen, kalt abschrecken. Sellerie und Chili in feine Ringe schneiden. Minze fein hacken.
Alles mit den Oliven in einer Schüssel vermengen. Für das Dressing Essig, Honig, Salz, Pfeffer und Öl verrühren. Das Dressing unter den Salat mischen.

Nährwerte pro Person:
Etwa 255 Kilokalorien, 10 g Eiweiß, 12 g Fett, 19 g anrechnungspflichtige Kohlenhydrate (1,5 BE/2 KE) und 12 g Ballaststoffe.

Für 2 Personen
- 250 g weiße Bohnen (Dose, Abtropfgewicht)
- 125 g grüne Bohnen
- Salz
- 1 Stange Staudensellerie
- ½ rote Chilischote
- ½ Bund Minze
- 35 g schwarze Oliven (entsteint)
- 1 EL Weißweinessig
- 1 TL Honig
- Pfeffer aus der Mühle
- 1 EL Olivenöl

Ballaststoffe sind alles andere als überflüssiger Ballast. Viele stecken in Hülsenfrüchten, Vollkorn, Obst, Gemüse und Kartoffeln. Die Deutsche Gesellschaft für Ernährung empfiehlt, bei Diabetes Typ 2 täglich mindestens 40 Gramm Ballaststoffe zu sich zu nehmen. Fleisch- und Fischgerichte sollten Sie daher mit ballaststoffreichen Beilagen kombinieren.

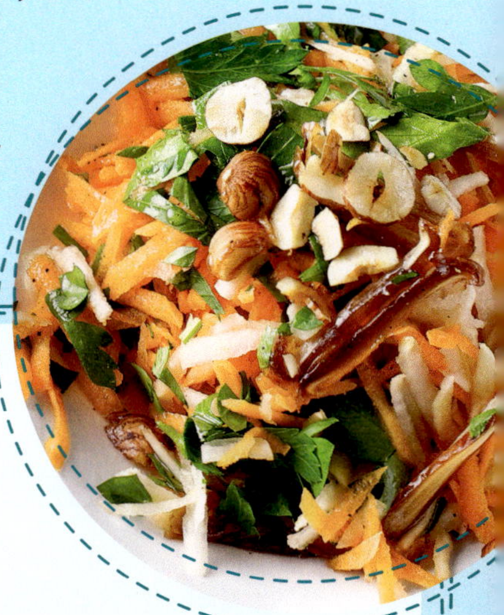

Möhren-Rohkost mit Datteln

Für das knackige Topping auf diesem frischen Salat sorgen die Nüsse. Datteln geben Süße.

Zubereitung
Möhren und Sellerie schälen, fein raspeln. Datteln in feine Streifen schneiden, mit der Petersilie unter das Gemüse mischen.
Für das Dressing Essig, Zitronensaft, Honig oder Ahornsirup, Gewürze und Öl verrühren.
Das Dressing mit der Rohkost vermischen.
Nüsse in einer Pfanne ohne Fett anrösten und über den Salat streuen.

Nährwerte pro Person:
Etwa 235 Kilokalorien, 4 g Eiweiß, 12 g Fett, 13 g anrechnungspflichtige Kohlenhydrate (1 BE/1 KE) und 10 g Ballaststoffe.

Für 2 Personen
- 375 g zarte Möhren
- 50 g Knollensellerie
- 30 g Datteln (getrocknet, ohne Stein)
- gehackte Petersilie
- 2 EL Apfelessig
- ½ EL Zitronensaft
- 1 TL Honig oder Ahornsirup
- Salz
- Pfeffer aus der Mühle
- 1 EL Öl
- 25 g grob gehackte Haselnüsse

Ofenhähnchen mit Curry-Gemüse-Weizen

Für 2 Personen

- 2 Hähnchenbrustfilets (à 150 g)
- 2 EL Öl
- 1 TL Honig
- Salz, Pfeffer (Mühle)
- Paprikapulver (edelsüß)
- gemahlener Ingwer
- ½ Tasse Hühnerbrühe (instant)
- 200 g Blumenkohl
- 1 Frühlingszwiebel
- 1 rote Paprikaschote
- 100 g vorgegarte Weizenkörner (Zartweizen, schnell kochend)
- 1 TL Currypulver
- gehackter Koriander (oder Petersilie)
- 1 EL Zitronensaft

Zubereitung

1. Den Backofen auf 180 °C vorheizen. Die Hähnchenbrustfilets waschen und trocken tupfen. 1 EL Öl und Honig verrühren und mit je 1 Prise Salz, Pfeffer, Paprika und Ingwer würzen. Die Hähnchenbrustfilets damit bepinseln. In einer beschichteten Pfanne 5 Minuten anbraten und herausnehmen. Den Bratfond mit Brühe ablöschen und in eine ofenfeste Form gießen. Die Hähnchenbrustfilets hineingeben und im Ofen 15 Minuten garen.

2. Blumenkohl putzen, waschen und in Röschen teilen. Frühlingszwiebel putzen und in Ringe schneiden. Paprika putzen, entkernen, waschen und in Würfel schneiden.

3. Weizen und Blumenkohl in 200 ml Salzwasser mit dem Currypulver 10 Minuten garen. Den Blumenkohl herausnehmen, falls nötig, in kleinere Röschen teilen. Das Weiße von der Frühlingszwiebel und die Paprika im restlichen Öl 3 Minuten anbraten. Den Weizen kurz mitbraten. Blumenkohl und Zwiebelgrün unterheben. Mit Salz, Pfeffer und Kräutern abschmecken.

4. Die Hähnchenbrustfilets aus der Form nehmen und den Bratfond mit Zitronensaft verrühren. Die Filets mit der Sauce mit dem Gemüse-Weizen servieren.

Zubereitungszeit:
ca. 35 Min.

Pro Portion:
ca. 480 kcal,
3 BE/4 KE

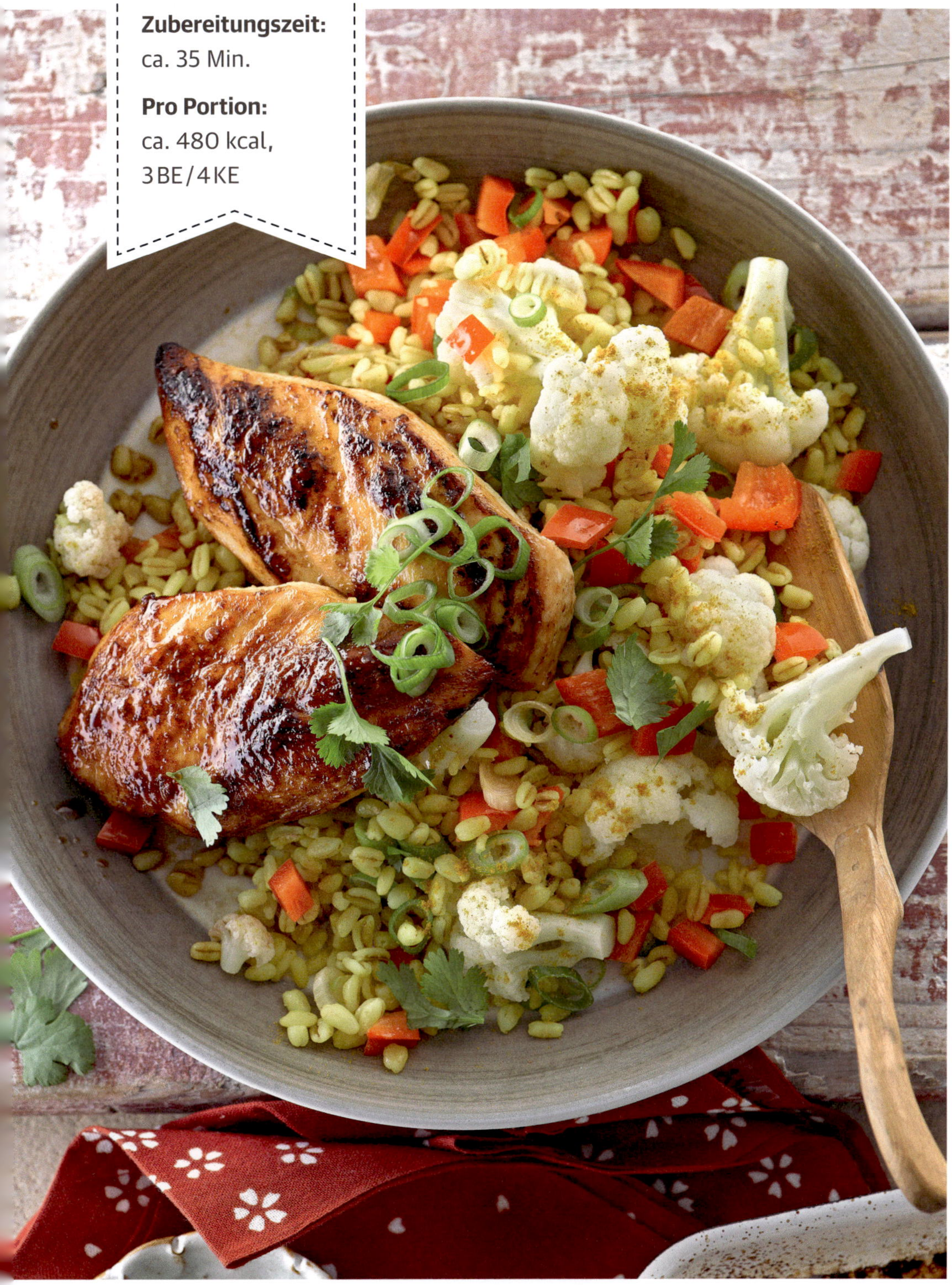

Putengeschnetzeltes mit Rösti

Zubereitung

1. Die Kartoffeln schon am Vortag mit der Schale kochen. Am nächsten Tag pellen und grob reiben. Mit Salz, Pfeffer und Muskat würzen. Das Mehl untermischen und kurz ziehen lassen.

2. Das Putenschnitzel in Streifen schneiden und mit Paprika und Pfeffer bestreuen. Die Zwiebel schälen und in feine Streifen schneiden. Die Pilze putzen, nicht waschen.

3. 2 TL Öl in einer beschichteten Pfanne erhitzen. Das Fleisch kräftig darin anbraten, leicht salzen und herausnehmen. Zwiebel und Pilze im Bratfett mit 1 TL Öl unter Rühren 3 Minuten braten. Mit Brühe und Sahne ablöschen und kurz köcheln lassen. Das Fleisch samt Bratflüssigkeit dazugeben und 5 Minuten in der Pilzsauce ziehen lassen.

4. Das restliche Öl in einer zweiten beschichteten Pfanne erhitzen und aus dem Kartoffelteig 4 Rösti backen. Das Geschnetzelte mit Gewürzen, Zitronensaft und Petersilie abschmecken.

Für 2 Personen

- 350 g mehligkochende Kartoffeln
- Salz, Pfeffer (Mühle)
- Muskatnuss
- 1 TL Mehl (Type 1050)
- 250 g Putenschnitzel
- ½ TL Paprikapulver (edelsüß)
- 1 (rote) Zwiebel
- 150 g kleine braune Champignons
- 5 TL Öl
- ca. 100 ml Hühnerbrühe (instant)
- 50 ml Kochsahne (15 % Fett)
- 1 EL Zitronensaft
- etwas gehackte Petersilie

Zubereitungszeit:
ca. 40 Min.

Pro Portion:
ca. 435 kcal,
2 BE / 2,5 KE

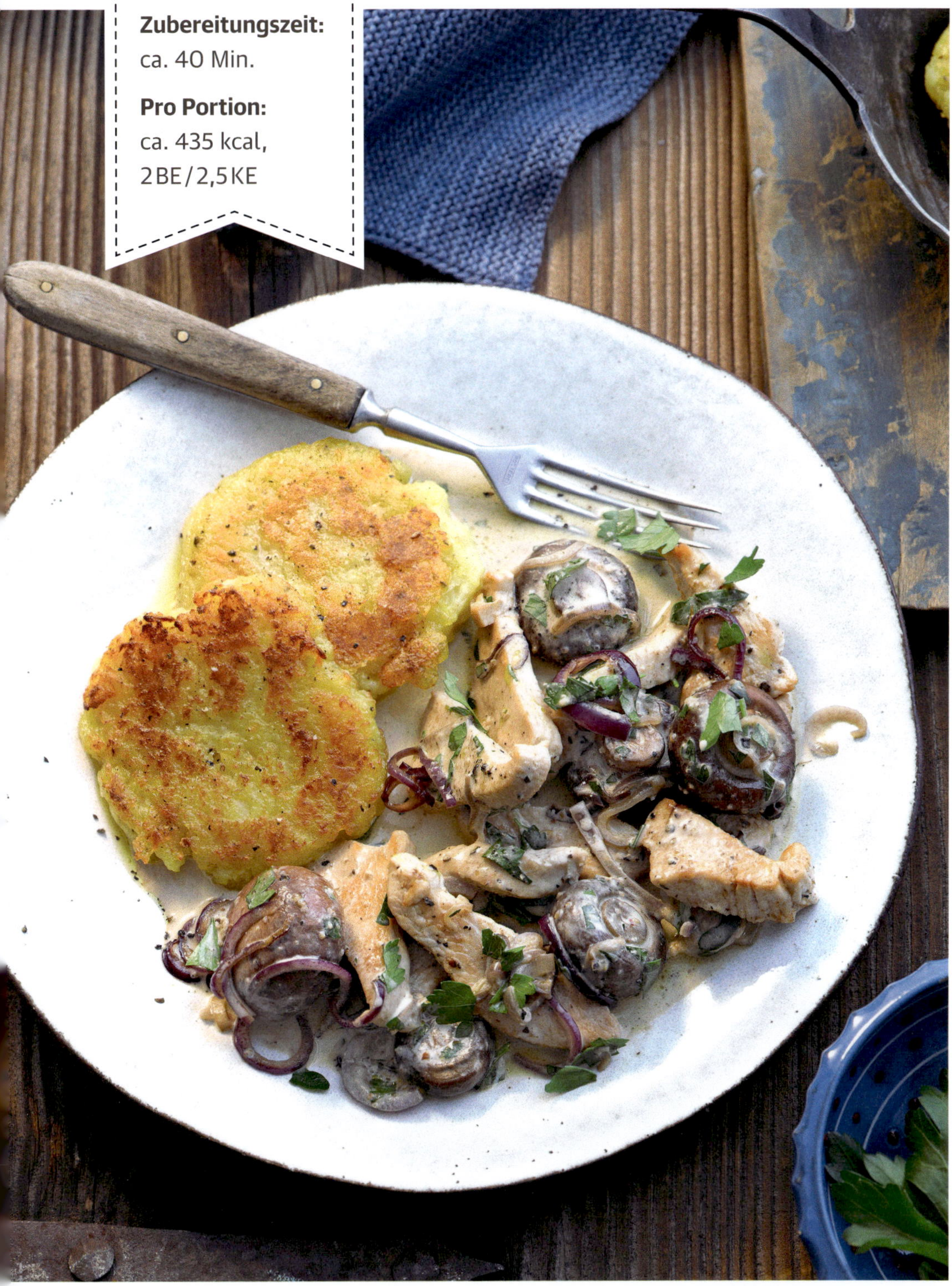

Winzerhähnchen mit Kürbis

Für 2 Personen

- 300 g kleine Kartoffeln
- 175 g Kürbis (z. B. Hokkaido, Muskatkürbis)
- 100 g Zwiebeln
- 2 Hähnchenbrustfilets (à 125 g)
- 4 TL Öl
- Salz, Pfeffer (Mühle)
- 200 ml Hühnerbrühe (instant)
- 50 ml trockener Weißwein (oder 2 EL Zitronensaft)
- 150 g blaue Trauben
- frischer Majoran

Zubereitung

1. Die Kartoffeln waschen und ungeschält längs halbieren. Kürbis entkernen und in Spalten schneiden. Zwiebeln schälen und in dicke Spalten schneiden.

2. Den Backofen auf 200 °C vorheizen. Die Hähnchenfilets in einer beschichteten Pfanne in 1 TL Öl anbraten und herausnehmen. Eine flache ofenfeste Form mit 1 TL Öl auspinseln. Hähnchenfilets, Kartoffeln und Zwiebeln darin verteilen. Mit restlichem Öl beträufeln, mit Salz und Pfeffer würzen. Im Ofen 10 Minuten braten.

3. Den Kürbis dazugeben und 10 Minuten weiterbraten. Brühe und Wein (oder Zitronensaft) aufkochen, mit gewaschenen Trauben und etwas Majoran auf dem Hähnchen-Kartoffel-Mix verteilen.

4. Die Backofentemperatur auf 180 °C herunterschalten und alles noch 10 Minuten garen, evtl. noch etwas Brühe dazugießen. Die Filets in Scheiben schneiden und mit dem Gemüse anrichten, mit Majoranblättchen garnieren.

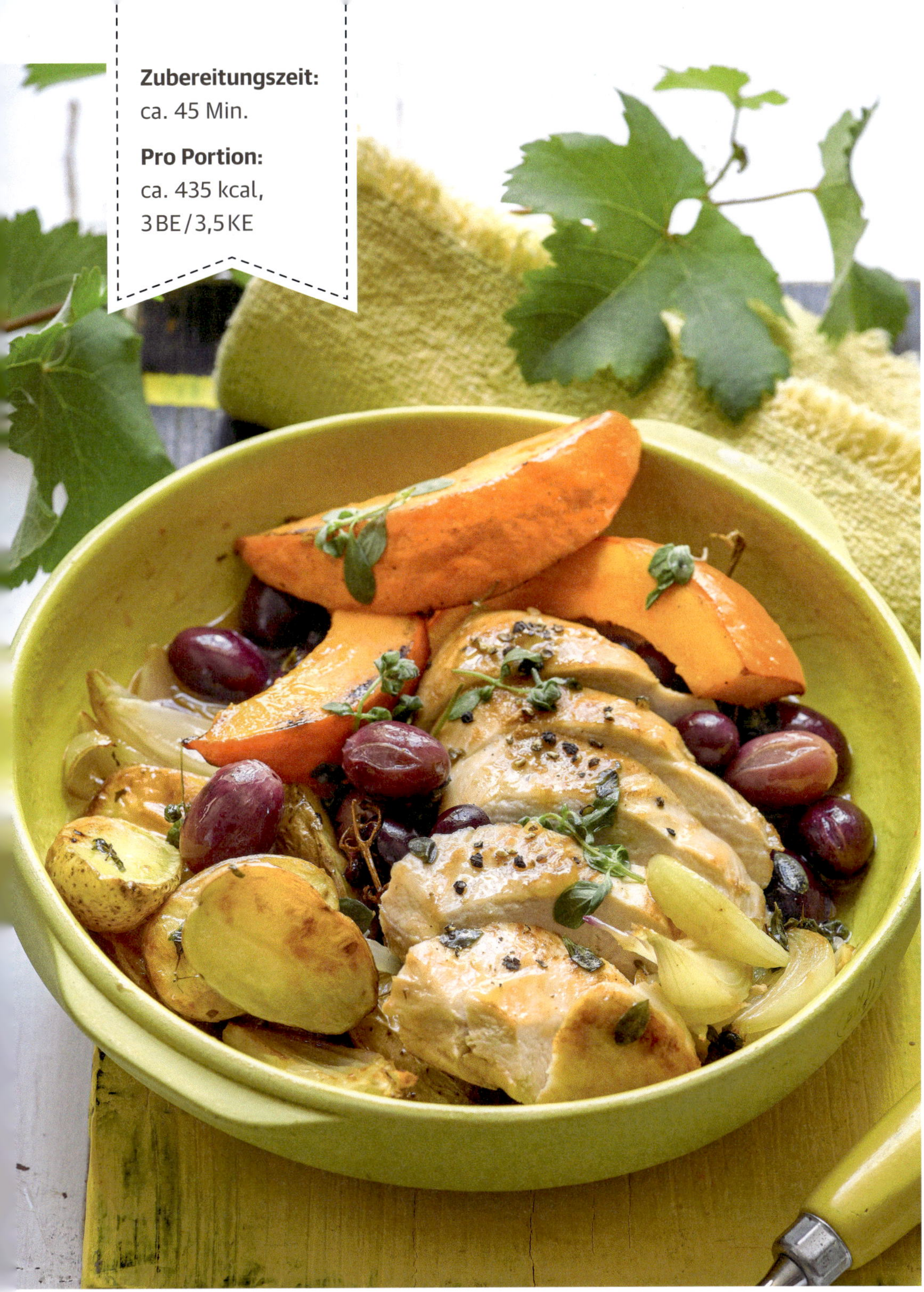

Zubereitungszeit:
ca. 45 Min.

Pro Portion:
ca. 435 kcal,
3 BE / 3,5 KE

Entenbrust in Holundersauce mit Wirsing

Zubereitung

1. Die Maronen klein hacken. Kartoffeln schälen, waschen und raspeln. Maronen und Kartoffeln mit Mehl, Salz, 1 Prise Piment mischen und ziehen lassen. Wirsing putzen, waschen und in Streifen schneiden. In Wasser 10 Minuten garen.

2. Aus der Kartoffelmasse in einer beschichteten Pfanne in 3 TL Öl 2 Rösti braten und warm halten. Den Wirsing mit Salz, Pfeffer, Muskat, Orangensaft, -schale würzen.

3. Die Entenbrust pfeffern, in 2 TL Öl 5 Minuten braten, salzen und warm stellen. Zwiebel schälen und in Streifen schneiden. Die Birne waschen, entkernen und in Würfel schneiden. Rosmarin waschen, trocken schütteln, die Nadeln abzupfen und klein hacken.

4. Zwiebel und Birne im Entenbratfett und restlichem Öl mit Rosmarin 2 Minuten dünsten. Mit Brühe, Holundersaft und Glühwein aufgießen, mit Nelken- und Pimentpulver würzen und kurz köcheln lassen.

5. Die Entenbrust aufschneiden und mit der Sauce, dem Wirsing und Rösti servieren.

Für 2 Personen

- 50 g gegarte Maronen (vakuumverpackt)
- 250 g Kartoffeln
- 10 g Mehl (Type 1050)
- Salz
- Pimentpulver
- 300 g Wirsing
- 6 TL Öl
- Pfeffer (Mühle)
- Muskatnuss
- 3 EL Orangensaft
- 1 Msp. abgeriebene Bio-Orangenschale
- 200 g Entenbrust (ohne Haut und Fett)
- 1 rote Zwiebel
- 1 Birne (100 g)
- 1 Zweig Rosmarin
- etwas Hühnerbrühe (instant)
- 50 ml Holunderbeersaft (Direktsaft)
- 1 EL Glühwein
- gemahlene Nelken

Zubereitungszeit:
ca. 30 Min.

Pro Portion:
ca. 480 kcal,
3BE/3,7KE

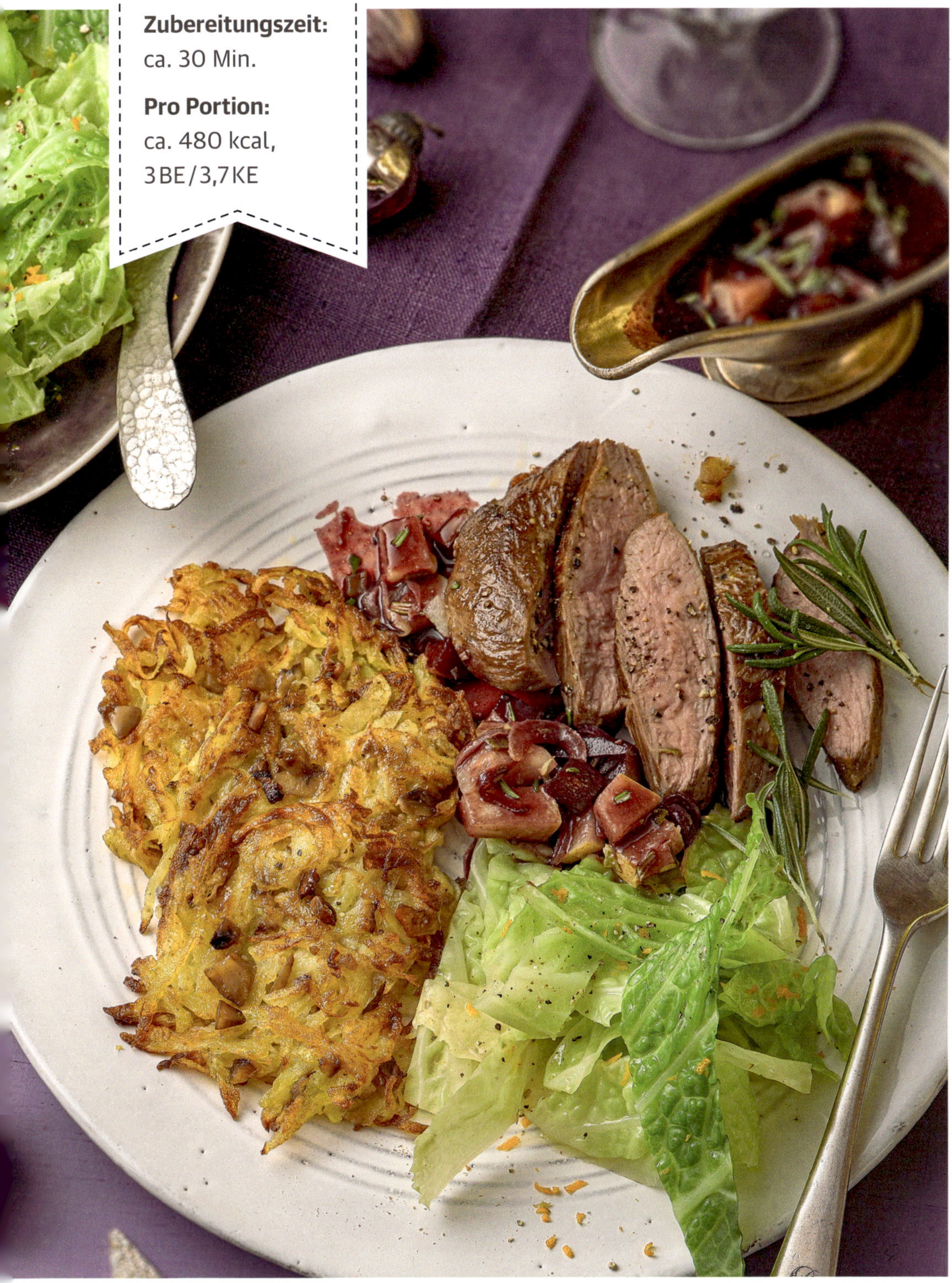

Schnitzel mit Gemüse und Bärlauchdip

Zubereitung

1. Die Schnitzel mit Salz, Pfeffer und Paprika würzen. Frühlingszwiebeln putzen, waschen, das Weiße in Ringe und das Grüne schräg in Stücke schneiden. Zuckerschoten, Möhren und Paprika putzen und waschen. Möhren und Paprika in breite Streifen schneiden.

2. Eine beschichtete Pfanne mit 2 EL Öl erhitzen und Möhren und Paprika 3 Minuten darin braten. Zwiebeln und Zuckerschoten dazugeben und weitere 5 Minuten braten. Die Brühe hinzufügen und das Gemüse zugedeckt kurz ziehen lassen. Mit Gewürzen und Kräutern abschmecken.

3. Für den Dip Joghurt, Quark, Zitronensaft und -schale sowie Senf miteinander gut verrühren. Mit Salz und Pfeffer würzen und den Bärlauch unterrühren.

4. Die Schnitzel im restlichen Öl in einer beschichteten Pfanne (oder mit Öl bepinselt in einer Grillpfanne) auf beiden Seiten kross braten. Mit Kräutern, Gemüse und Dip servieren.

Für 2 Personen

- 2 Schweineschnitzel (à 150 g)
- Salz, Pfeffer (Mühle)
- Paprikapulver (edelsüß)
- 2 Frühlingszwiebeln
- 200 g Zuckerschoten
- 200 g Möhren
- 1 kleine gelbe Paprikaschote
- 3 EL Öl
- ca. 50 ml Gemüsebrühe (instant)
- gehackte Kräuter (z. B. Petersilie, Kerbel, Koriander)
- 150 g Naturjoghurt (1,5 % Fett)
- 2 EL Magerquark
- 1 TL Zitronensaft
- etwas abgeriebene Bio-Zitronenschale
- ½ TL Senf (mittelscharf)
- 2 EL gehackter Bärlauch

Zubereitungszeit:
ca. 25 Min.

Pro Portion:
ca. 450 kcal,
1 BE/KE

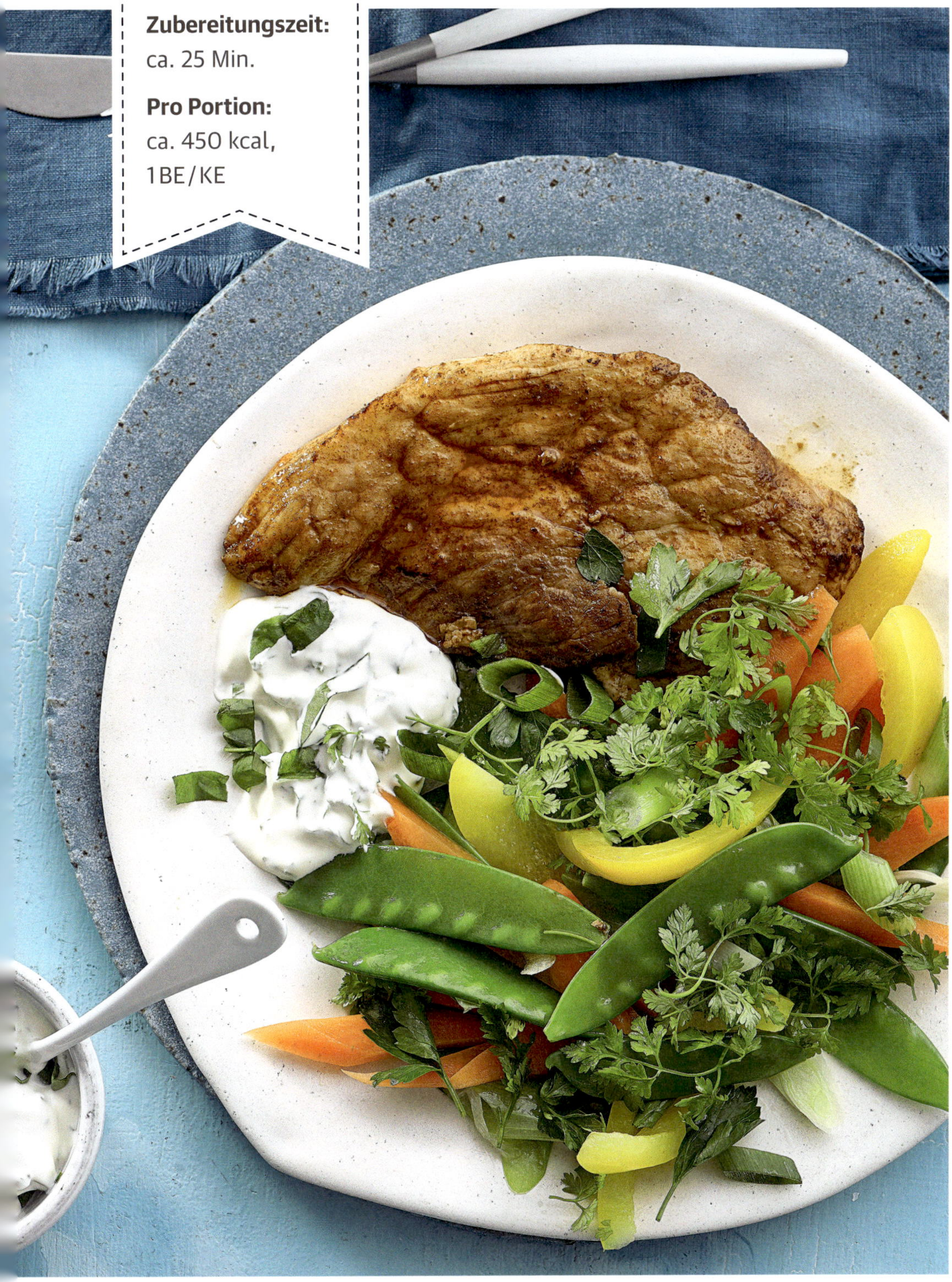

Gefüllte Schnitzel mit Fenchel-Paprika-Gemüse

Zubereitung

1. Den Backofen auf 200 °C vorheizen. Die Kartoffeln schälen, waschen, in Spalten schneiden und auf ein mit Backpapier belegtes Blech legen. 1 TL Olivenöl, Zitronensaft, je 1 Prise Salz und Paprika vermischen und die Kartoffeln damit bepinseln. 15 Minuten im Ofen backen.

2. Paprika und Fenchel putzen und in Streifen schneiden. Zwiebel und Knoblauch schälen, Zwiebel ebenfalls in Streifen schneiden und Knoblauch hacken.

3. Die Schnitzel flach klopfen, quer halbieren, salzen und pfeffern. Mit Salbei, Käse und Nüssen belegen. Aufrollen und mit Zahnstochern feststecken. In einer beschichteten Pfanne 2 TL Öl erhitzen und die Schnitzel darin 4 Minuten braten und herausnehmen.

4. Das restliche Öl in die Pfanne geben und Paprika, Fenchel, Zwiebel und Knoblauch darin andünsten. Mit Rosmarin, Brühe und Essig aufkochen, mit Gewürzen und Zitronenschale abschmecken. Die Schnitzel kurz darin erhitzen. Mit Rosmarin und Fenchelgrün auf dem Gemüse anrichten.

Für 2 Personen

- 250 g Kartoffeln
- 4 TL Olivenöl
- 1 EL Zitronensaft
- Salz
- Paprikapulver (edelsüß)
- je ½ rote und gelbe Paprikaschote
- 1 kleine Fenchelknolle
- 1 rote Zwiebel
- 1 Knoblauchzehe
- 2 dünne Kalbsschnitzel (à 150 g)
- Pfeffer (Mühle)
- Salbeiblättchen
- 50 g Gorgonzola
- 1 EL gehackte Walnüsse
- gehackter Rosmarin
- 125 ml Gemüsebrühe (instant)
- 1 EL weißer Balsamico
- etwas abgeriebene Bio-Zitronenschale
- Fenchelgrün

Zubereitungszeit:
ca. 30 Min.

Pro Portion:
ca. 490 kcal,
1,5 BE / 2 KE

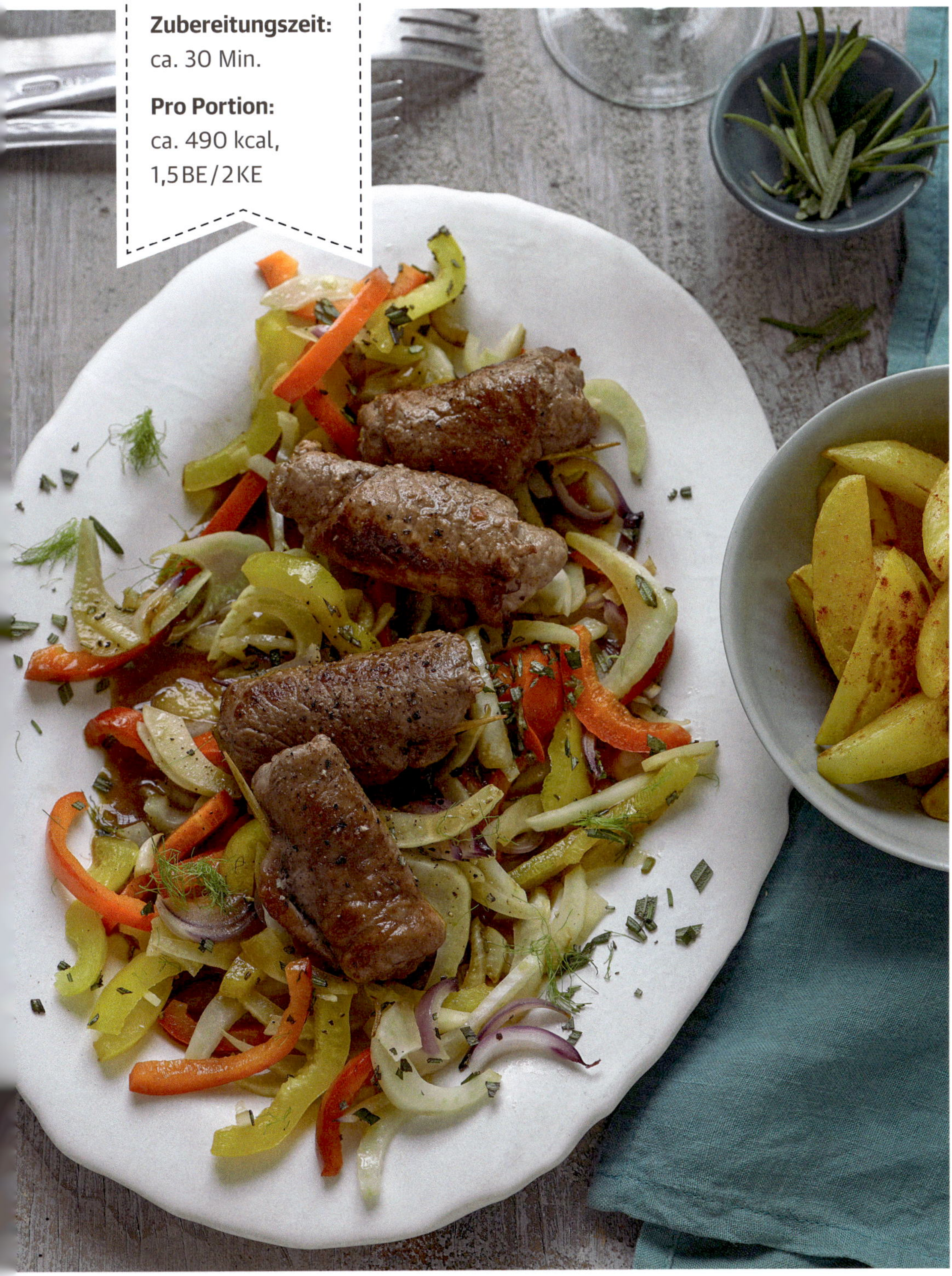

Rinderfilet in Glühweinsauce mit Kartoffel-Kürbis-Stampf

Für 2 Personen

- 200 g Kartoffeln
- 150 g Hokkaido-Kürbis
- Salz
- 250 g Brokkoli
- 3 EL Milch (1,5 % Fett)
- 1 TL Joghurtbutter
- Muskatnuss
- 2 Rinderfiletmedaillons (à 125 g)
- 3 TL Öl
- Pfeffer (Mühle)
- 1 rote Zwiebel
- 50 ml Fleischbrühe (instant)
- 4 EL Rotwein
- ½ TL abgeriebene Bio-Orangenschale
- 2 TL Johannisbeer-konfitüre
- Pimentpulver
- Zimtpulver
- gemahlene Nelken
- 1 TL Mandelblättchen

Zubereitung

1. Die Kartoffeln schälen, waschen und in Würfel schneiden. Hokkaido waschen, entkernen und in Würfel schneiden. Kartoffeln und Kürbis in Salzwasser 15 Minuten garen. Brokkoli putzen, waschen und in Röschen teilen. In Wasser 5 Minuten garen und den Sud auffangen.

2. Die Milch erhitzen. Kartoffeln und Kürbis mit dem Stampfer zerdrücken. Milch und Butter dazugeben und unterrühren. Mit Salz und Muskat abschmecken.

3. Die Medaillons in einer beschichteten Pfanne in 2 TL Öl 30 Sekunden anbraten, wenden und 5 Minuten weiterbraten, dabei nochmals wenden. Mit Salz und Pfeffer würzen, aus der Pfanne nehmen und warm stellen.

4. Die Zwiebel schälen und in Streifen schneiden. Zwiebel im Bratfond mit 1 TL Öl 2 Minuten dünsten. Brühe und Wein dazugeben, aufkochen und 4 Minuten köcheln lassen. Die Sauce mit Orangenschale, Konfitüre, Piment-, Zimt- und Nelkenpulver würzen.

5. Die Mandelblättchen in einer Pfanne ohne Fett goldbraun rösten und mit dem Brokkoli mischen. Rinderfilet mit Sauce, Kartoffelstampf und Brokkoli servieren.

Zubereitungszeit:
ca. 35 Min.

Pro Portion:
ca. 415 kcal,
2 BE / 2,5 KE

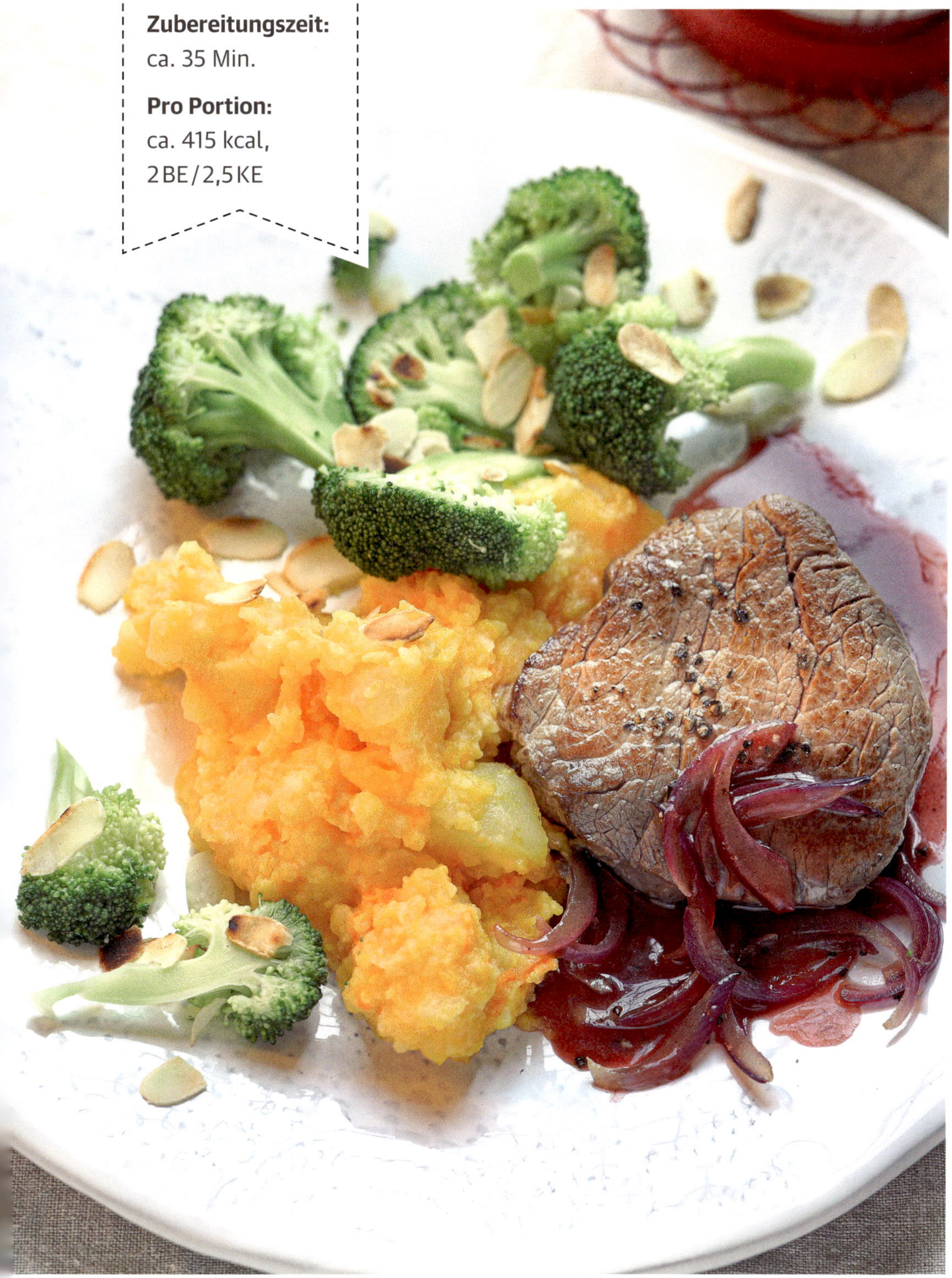

Rehfilet mit Pastinakenpüree und Rosenkohl

Für 2 Personen

- 250 g Kartoffeln
- 150 g Pastinaken
- 1 kleine Birne (100 g)
- 250 g Rosenkohl
- 2 TL Haselnussblättchen
- 125 ml Milch (1,5 % Fett)
- 1 TL Joghurtbutter
- Salz, Pfeffer (Mühle)
- Muskatnuss
- 3 Zweige Rosmarin
- 1 Zwiebel
- 250 g Rehrückenfilet
- 3 TL Öl
- 1 TL Orangenlikör
- 2 EL Rotwein
- etwas Fleischbrühe (instant)
- Piment- und Zimtpulver
- 1 EL Frischkäse (natur, 0,2 % Fett)
- 40 g Preiselbeeren (Glas)

Zubereitung

1. Kartoffeln und Pastinaken schälen, waschen und in Wasser 15 Minuten garen. Die Birne waschen, entkernen und in Würfel schneiden. Rosenkohl putzen und den Stielansatz kreuzweise einritzen. Die Haselnussblättchen in einer Pfanne ohne Fett goldbraun rösten.

2. Den Rosenkohl in Wasser 10 Minuten garen, mit Salz, Pfeffer und Muskat würzen. Die Milch mit der Butter erhitzen. Kartoffeln und Pastinaken dazupressen. Alles gut verrühren, mit Salz, Pfeffer und Muskatnuss abschmecken, mit Nüssen bestreuen.

3. Rosmarin waschen, trocken schütteln, die Nadeln abzupfen und hacken. Die Zwiebel schälen und hacken. Das Rehfilet mit dem Pfeffer und Rosmarin bestreuen. In einer beschichteten Pfanne 2 TL Öl braten erhitzen und das Fleisch darin rundherum braten. Mit Salz würzen und warm stellen.

4. Zwiebel und Birne im Bratfett und restlichen Öl andünsten. Mit Orangenlikör, Wein und Brühe kurz aufkochen. Frischkäse und Beeren unterrühren. Mit Salz, Pfeffer, Zimt und Piment abschmecken. Rehfilet aufschneiden und mit Sauce, Püree und Rosenkohl servieren.

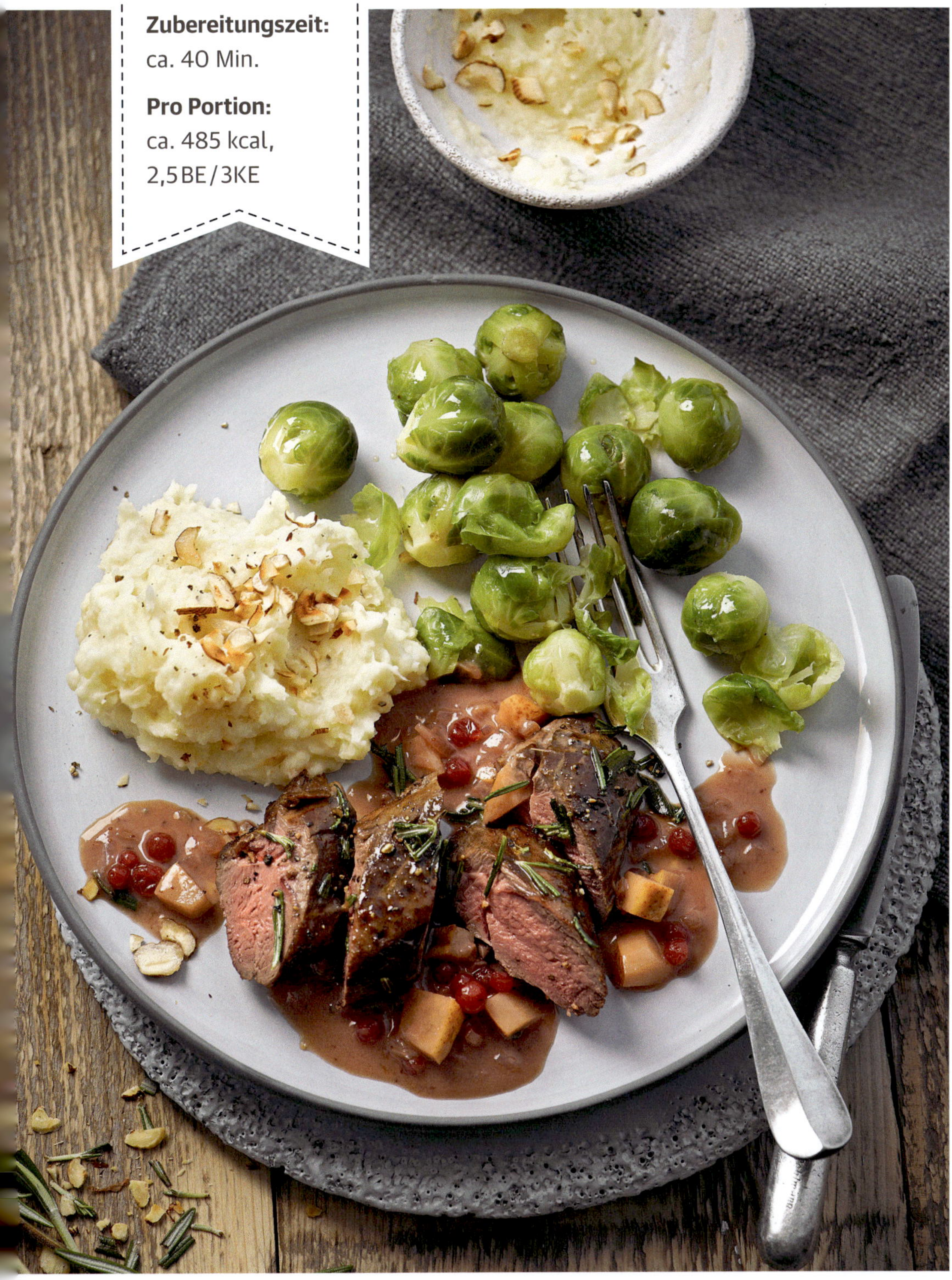

Zubereitungszeit:
ca. 40 Min.

Pro Portion:
ca. 485 kcal,
2,5 BE / 3 KE

Lammfilet mit Bohnen und Joghurtdip

Zubereitung

1. Kartoffeln mit der Schale in Salzwasser garen und abkühlen lassen. Die Bohnen putzen und schräg in Stücke schneiden. Mit 1 Zweig Bohnenkraut in Salzwasser 8 Minuten garen. Abgießen, abschrecken und das Kraut entfernen.

2. Rosmarin und restliches Bohnenkraut waschen, trocken schütteln und hacken. Zwiebel und Knoblauch schälen, Zwiebel in Spalten schneiden, Knoblauch hacken. Paprika putzen, entkernen, waschen und in Streifen schneiden.

3. Für den Dip Quark, Joghurt, Zitronensaft und -schale verrühren. Mit Salz, Pfeffer und Minze abschmecken.

4. Die Kartoffeln pellen und in Spalten schneiden. Das Lammfilet in einer beschichteten Pfanne in 1 EL Öl scharf anbraten, pfeffern und bei mittlerer Hitze fertig braten. Herausnehmen und warm halten. Das restliche Öl hineingeben und Paprika, Zwiebel und Kartoffeln darin 2 Minuten anbraten. Mit Bohnen, Bohnenkraut, Knoblauch und Rosmarin kurz weiterbraten, mit Salz und Pfeffer würzen.

5. Das Lammfilet in Scheiben schneiden und leicht salzen. Mit dem Gemüse und dem Joghurtdip servieren.

Für 2 Personen

- 250 g Kartoffeln
- 250 g Stangenbohnen in Stücken
- 2 Zweige Bohnenkraut
- 1 Zweig Rosmarin
- 1 rote Zwiebel
- 1 Knoblauchzehe
- 1 kleine rote Paprikaschote
- 2 EL Magerquark
- 100 g Joghurt (1,5 % Fett)
- 1 EL Zitronensaft
- etwas abgeriebene Bio-Zitronenschale
- Salz, Pfeffer (Mühle)
- etwas gehackte Minze
- 200 g Lammrückenfilet
- 3 EL Olivenöl

Zubereitungszeit:
ca. 40 Min.

Pro Portion:
ca. 425 kcal,
1,5 BE/2 KE

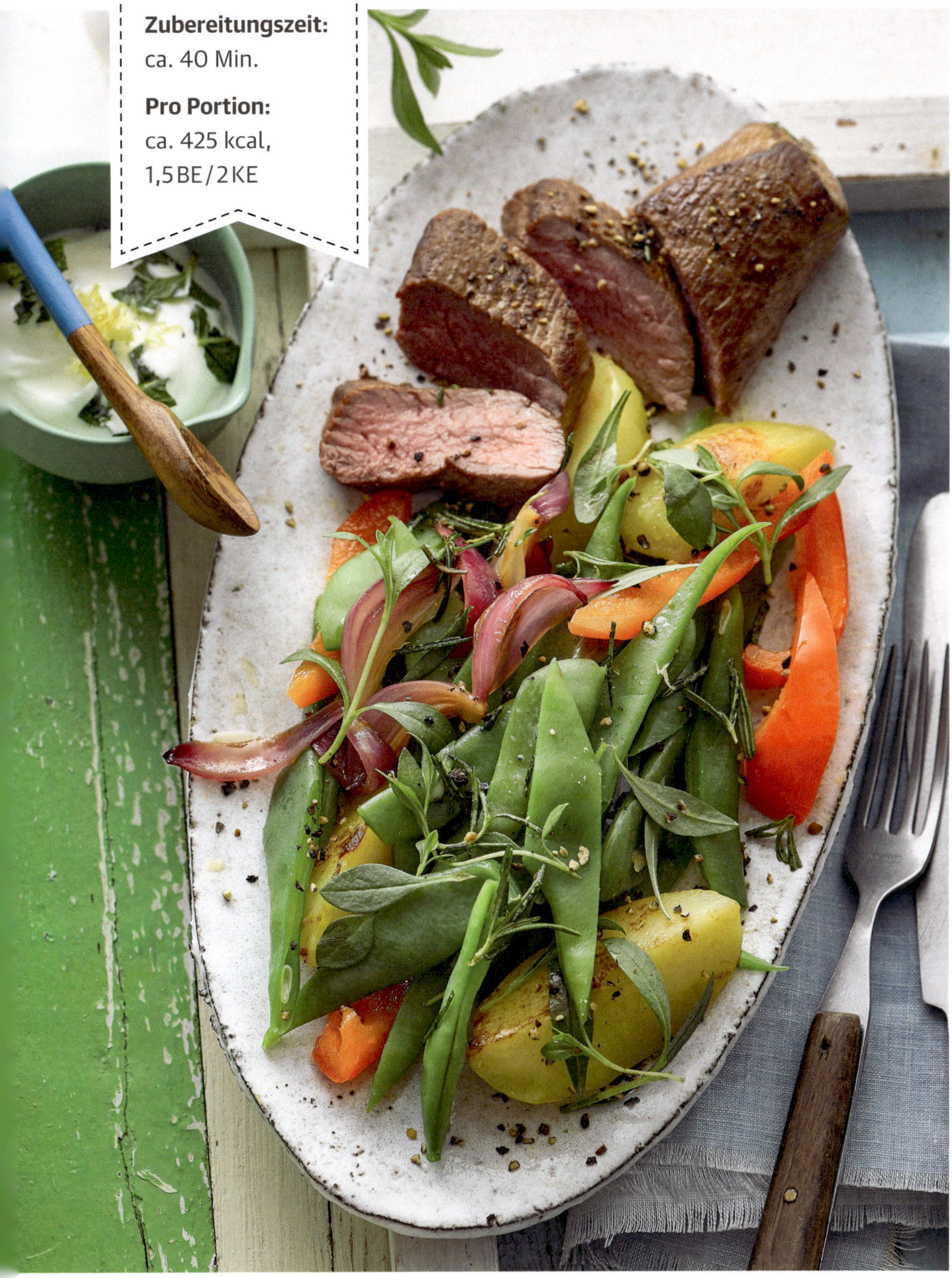

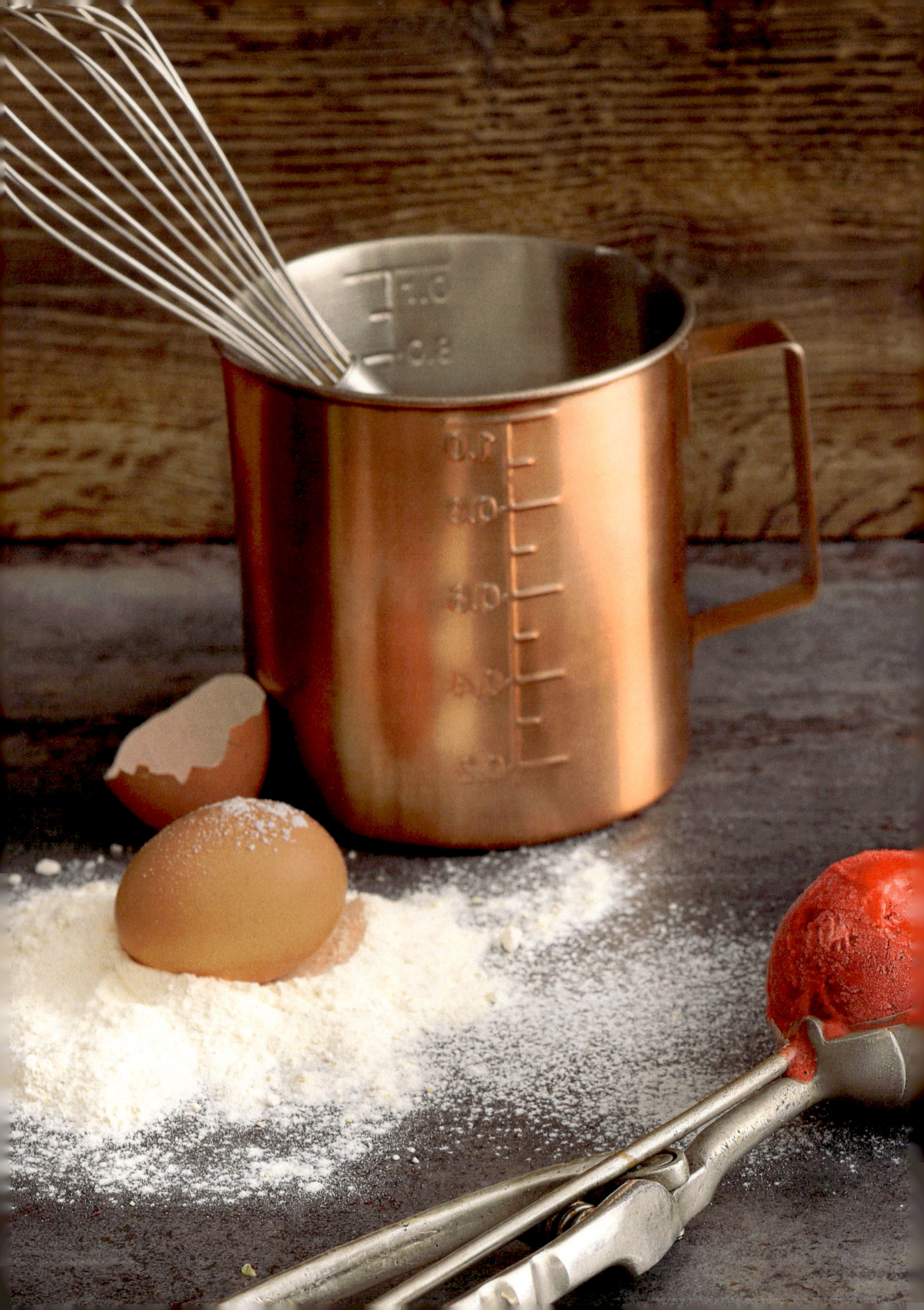

Süßes ohne Reue

So verführerisch und leicht können Müslis, Desserts und Co. sein

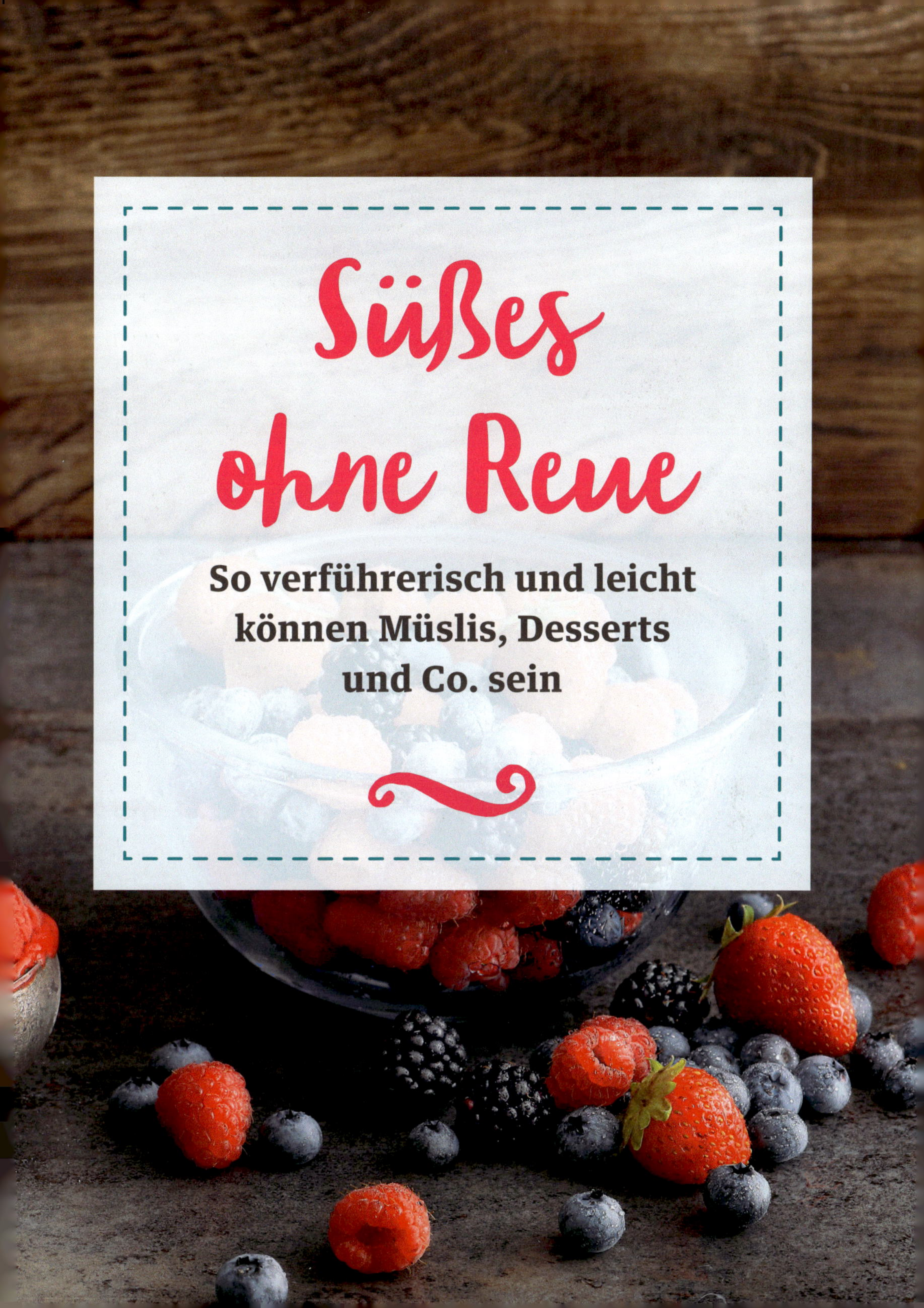

Frozen Beerenjoghurt mit Schokolade

Zubereitung

1. Die Vanilleschote längs aufschneiden und das Mark herauskratzen. Himbeeren und Heidelbeeren vorsichtig waschen und trocken tupfen. Jeweils die Hälfte der Himbeeren und Heidelbeeren mit Limettensaft, Zucker, Vanillemark und Joghurt fein pürieren. Schokoraspel unterrühren. Joghurtmasse in eine gekühlte Metallschüssel füllen, mindestens 2 Stunden im Tiefkühlfach gefrieren lassen, dabei mehrmals gründlich umrühren.

2. Vor dem Servieren eventuell kurz antauen lassen, mit einem Eisportionierer auf Dessertschalen oder -gläser verteilen. Mit restlichen Beeren und Minze garnieren.

Für 2 Personen

- ½ Vanilleschote
- 150 g Himbeeren
- 75 g Heidelbeeren
- 1 TL Limettensaft
- 1 TL Puderzucker
- 200 g Naturjoghurt (3,5 % Fett)
- 20 g geraspelte Zartbitterschokolade
- etwas frische Minze

Tipp: Noch leichter, aber genauso gut wird das Dessert, wenn man die Beeren durch 150 g Aprikosen ersetzt. Die Aprikosen in Würfel schneiden und 100 g mit 1 EL Orangensaft, Zucker, Vanillemark, Joghurt und 1 EL gehackter (Orangen-)Minze fein pürieren. Die Masse nach Rezept gefrieren lassen. Mit übrigen Fruchtwürfeln, 2 TL gehackten Pistazien und Minze servieren. Pro Person ca. 135 kcal, 1 BE/KE.

Zubereitungszeit:
ca. 15 Min.
+ 120 Min. Gefrierzeit

Pro Portion:
ca. 165 kcal,
1,5 BE/2 KE

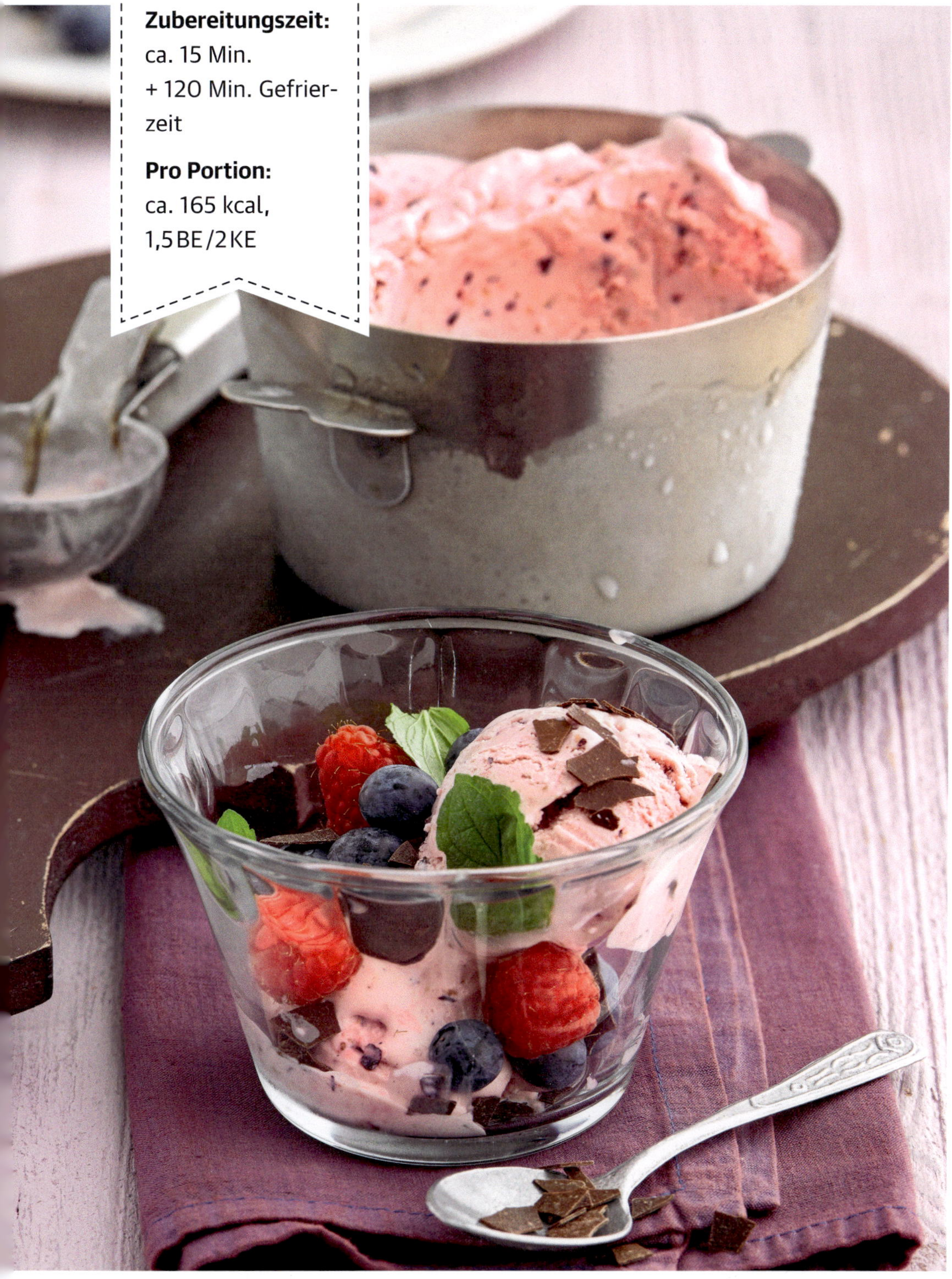

Himbeer-Orangen-Bowl mit Hirse

Zubereitung

1. Die Hirse in einem Sieb heiß abbrausen und abtropfen lassen. Die Milch mit dem Vanillemark aufkochen und die Hirse einrühren. 10 Minuten zugedeckt garen, dabei ab und zu umrühren. Die Hälfte der Himbeeren untermischen, kurz miterhitzen. Mit Zimt (und Süßstoff) abschmecken. Auf der ausgeschalteten Herdplatte zugedeckt 10 Minuten ziehen lassen.

2. Die Orangen schälen, filetieren und in Stücke schneiden. Den Saft auffangen und unter den Hirsebrei rühren. Die Haselnüsse in einer Pfanne ohne Fett mit 1 Prise Zimt goldbraun rösten und hacken. Den Joghurt unter den Hirsebrei rühren und mit übrigen Früchten, Nüssen und Melisse garnieren.

Für 2 Personen

- 80 g Hirse
- 200 ml Milch (1,5 % Fett)
- etwas Vanillemark
- 150 g Himbeeren (TK)
- Zimtpulver
- Süßstoff nach Bedarf
- 2 Orangen (à 150 g)
- 2 EL Haselnüsse
- 200 g Naturjoghurt (1,5 % Fett)
- Zitronenmelisse

Tipp: Der Hirsebrei ist auch mit Mangos und Kiwis ein Gedicht: Den Hirsebrei ohne Himbeeren und Zimt zubereiten, 2 TL geriebene Bio-Orangenschale unterrühren. 150g Mangofruchtfleisch in Würfel schneiden, 2 Kiwis (100 g) schälen, in Scheiben schneiden und halbieren. Mit 200 g Joghurt unter den Hirsebrei rühren. Statt Haselnüssen 1 EL geröstete Kokosraspel darüberstreuen. Pro Portion ca. 370 kcal, 4 BE/5 KE.

Zubereitungszeit:
ca. 25 Min.

Pro Portion:
ca. 385 kcal,
4 BE / 5 KE

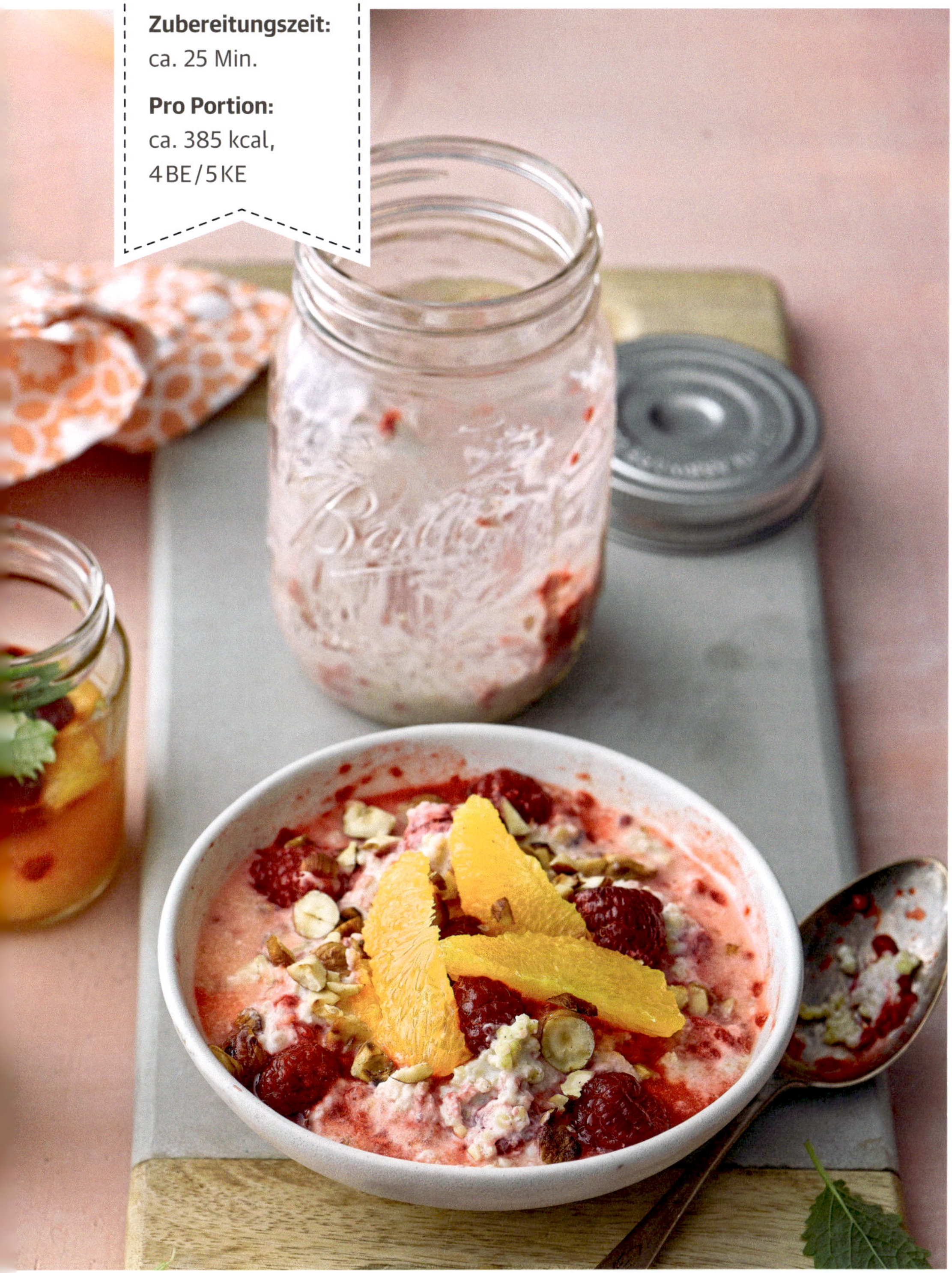

Süßstoffe und Zuckeraustauschstoffe

Darauf sollten Sie achten

Zucker ist für Menschen mit Diabetes Typ 2 zwar nicht tabu, aber er sollte nur in Maßen auf dem Speiseplan stehen. Maximal 50 Gramm dürfen es am Tag sein, und hierzu werden auch die „versteckten" Zucker gezählt, die sich in Obst oder zum Beispiel Gebäck befinden. Auch Süßstoffe, Zuckeraustauschstoffe und weitere Süßungsmittel sollten Sie mit Vorsicht genießen oder am besten meiden.

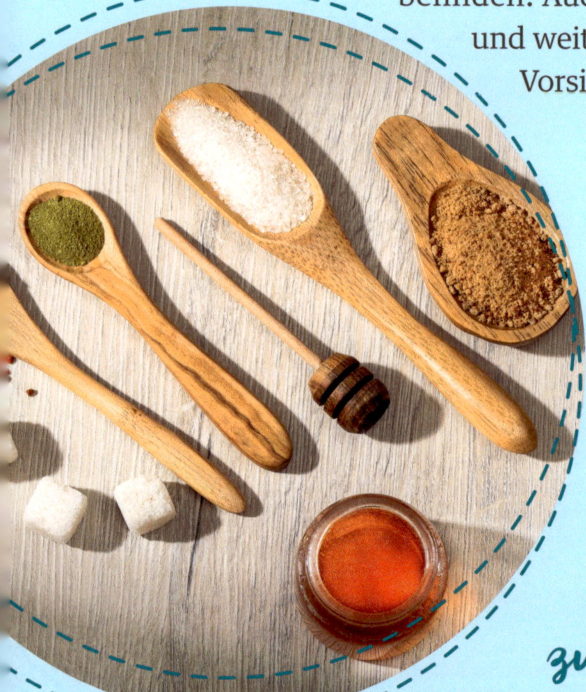

Auch wenn inzwischen viele süße Alternativen im Handel erhältlich sind, versuchen Sie lieber, Zucker generell zu reduzieren.

Süße Begleiter

- Süßstoffe sollten Sie, wenn möglich, vermeiden. Reduzieren Sie Ihre Zuckermenge in Kaffee oder Tee nach und nach und genießen Sie am besten ungesüßt. Milch oder Kaffeesahne sind kein Problem.
- Zuckeraustauschstoffe wie Sorbit oder Xylit haben etwas weniger Zucker, aber auch eine geringere Süßkraft. Sie lassen den Blutzucker nur geringfügig steigen. Kleinere Mengen müssen beim Berechnen der Insulindosis nicht berücksichtigt werden.
- Fruchtzucker fördert das Risiko für eine Fettleber und Diabetes in noch deutlich höherem Maße als Traubenzucker und sollte gemieden werden.
- Honig geht genauso schnell ins Blut wie normaler Zucker.
- Zu Zucker gibt es keine gesunden pflanzlichen Alternativen. Dicksäfte, etwa Apfel- oder Birnendicksaft, entstehen, wenn Äpfel oder Birnen lange gekocht werden. Neutraler schmeckt Agavendicksaft. Weil Dicksäfte ihre Süße vor allem dem darin enthaltenen Fruchtzucker (Fruktose) verdanken, haben sie auch dieselben Nachteile.

Obstsalat mit Krokant-Vanille-Creme

Zubereitung

1. Den Quark mit der Milch, 2 TL Orangensaft, Honig und Vanillemark glatt rühren.

2. Die Aprikosen waschen, entsteinen und in Spalten schneiden. Die Erdbeeren waschen, putzen und in Stücke schneiden. Heidelbeeren waschen und trocken tupfen. Die Früchte auf zwei Schälchen verteilen und mit dem restlichem Orangensaft beträufeln.

3. Die Haferflocken mit den Mandelblättchen in einer beschichteten Pfanne ohne Fett kurz rösten, mit Ahornsirup oder Honig und 1 Prise Zimt leicht karamellisieren. Etwas abkühlen lassen. Die Vanillecreme auf dem Obst verteilen, mit dem zerbröckelten Krokant und der Melisse garnieren.

Für 2 Personen

- 150 g Magerquark
- 2 EL Milch (1,5 % Fett)
- 4 TL Orangensaft
- 1 TL flüssiger Honig
- Mark von ½ Vanilleschote
- 200 g Aprikosen
- 150 g Erdbeeren
- 125 g Heidelbeeren oder Stachelbeeren
- 1 EL Vollkorn-Haferflocken
- 1 EL Mandelblättchen
- 1 TL Ahornsirup oder Honig
- Zimtpulver
- Zitronenmelisse

Tipp: Schneller geht es, wenn Sie den Krokant weglassen und stattdessen 10 g Schokoraspel (zartbitter) in die Quarkcreme einrühren. Schichten Sie Obstsalat und Stracciatella-Quark in Schalen und geben Sie 1 EL gehackte Pistazien und Melisse darüber. Pro Person ca. 250 kcal, 2,5 BE/3 KE.

Zubereitungszeit:
ca. 25 Min.

Pro Portion:
ca. 250 kcal,
2,5 BE / 3 KE

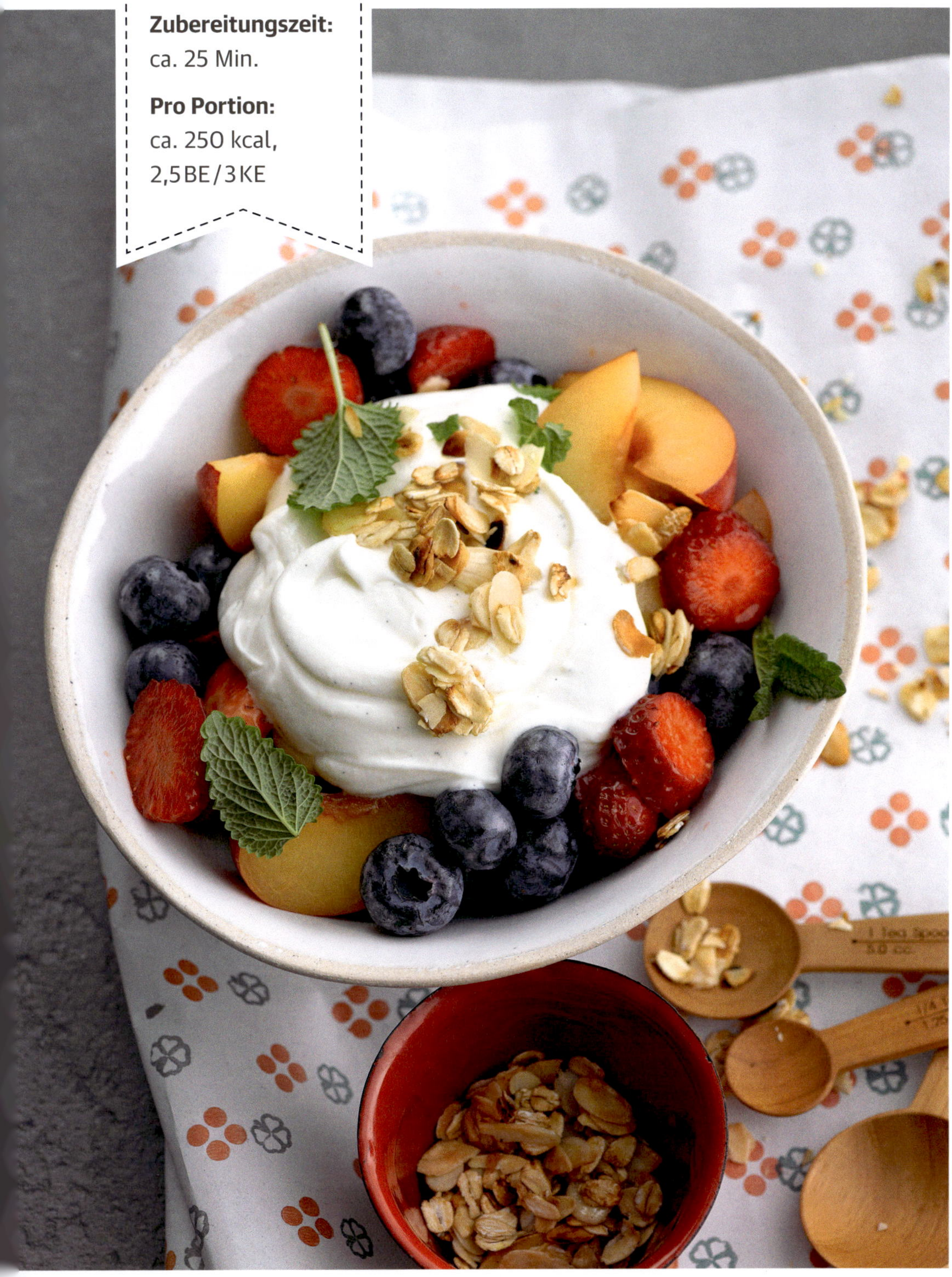

Schichtdessert mit Waldbeeren

Zubereitung

1. Die Beeren in einem Topf mit Rotwein, etwas Zimt und Anis, 1 EL Wasser und der Orangenschale unter Rühren kurz aufkochen, dann abkühlen lassen.

2. Den Quark mit Joghurt, Vanillemark und Honig verrühren. Die Vanillecreme abwechselnd mit den Beeren in Dessertgläser schichten. Mit Pistazien, Schokoraspeln und Minze oder Melisse garnieren.

Für 2 Personen

- 125 g Tiefkühl-Beerenmischung
- 1 EL Rotwein
- Zimt- und Anispulver
- ½ TL abgeriebene Bio-Orangenschale
- 125 g Magerquark
- 75 g Joghurt (1,5 % Fett)
- Mark von ½ Vanilleschote
- 1 TL flüssiger Honig
- 2 TL gehackte Pistazien
- 10 g geraspelte Zartbitter-Schokolade
- Minze oder Melisse

DiABETES RATGEBER

Diabetes-Tipp: Himbeeren sind auch ein idealer Snack für den Hunger zwischendurch: Sie sind kalorienarm, reich an Nährstoffen und unterstützen mit ihren Ballaststoffen eine gesunde Vielfalt von Bakterien im Darm.

Zubereitungszeit:
ca. 20 Min.

Pro Portion:
ca. 160 kcal,
1,5 BE/2 KE

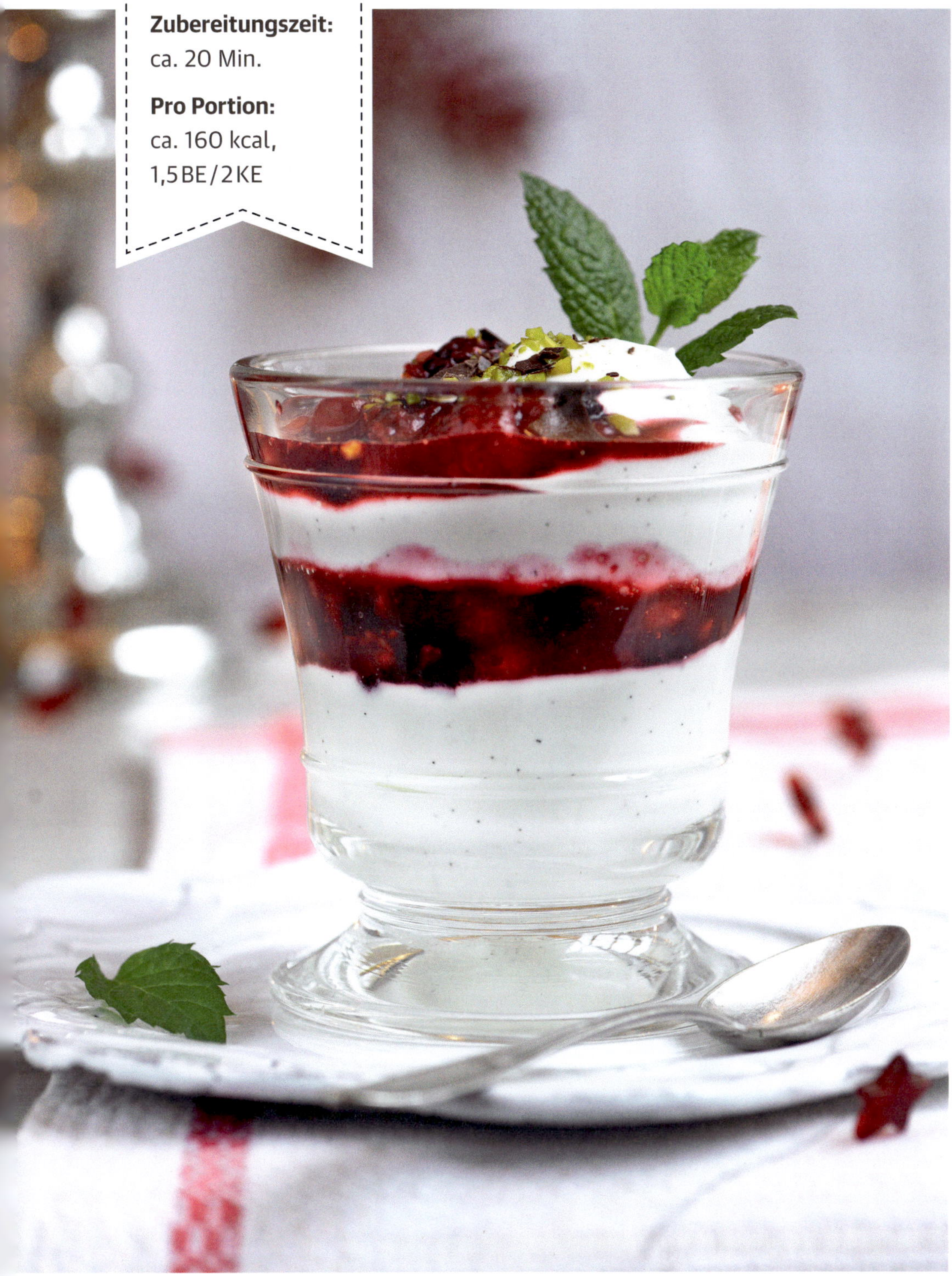

Mohn-Grießbrei mit Heidelbeer-Birnen-Kompott

Für 2 Personen

- 1 Vanilleschote
- 1 Birne (125 g)
- 125 g Heidelbeeren (TK)
- 2 EL Orangensaft
- ½ TL abgeriebene Bio-Orangenschale
- 1 Gewürznelke
- Zimtpulver
- 2 TL Honig
- 1 TL Orangenlikör oder 2 Tropfen Rumaroma
- 500 ml Milch (1,5 % Fett)
- Salz
- 75 g Weizen-Vollkorngrieß
- 15 g gemahlener Mohn
- 100 ml Kochsahne (15 % Fett)
- Zitronenmelisse

Zubereitung

1. Vanilleschote längs aufschneiden und das Mark herauskratzen, die Schote beiseitelegen. Die Birne waschen, entkernen und in Spalten schneiden.

2. Heidelbeeren und Birne mit Orangensaft und -schale, 4 EL Wasser, Vanilleschote, Nelke, 1 Prise Zimt, 1 TL Honig und Orangenlikör oder Rumaroma kurz aufkochen und vorsichtig umrühren. Zugedeckt bei milder Hitze etwa 5 Minuten garen, dann kurz ziehen lassen. Vanilleschote und Nelke entfernen.

3. Das Vanillemark mit Milch und 1 Prise Salz in einem Topf kurz aufkochen. Grieß und Mohn langsam in die leicht kochende Milch einrühren, nochmals zum Kochen bringen. Sahne und restlichen Honig einrühren. Den Topf von der Herdplatte ziehen. Den Grießbrei zugedeckt etwa 5 Minuten quellen lassen. Mit Kompott servieren und mit Melisse garnieren.

Zubereitungszeit:
ca. 15 Min.

Pro Portion:
ca. 450 kcal,
5 BE / 5,5 KE

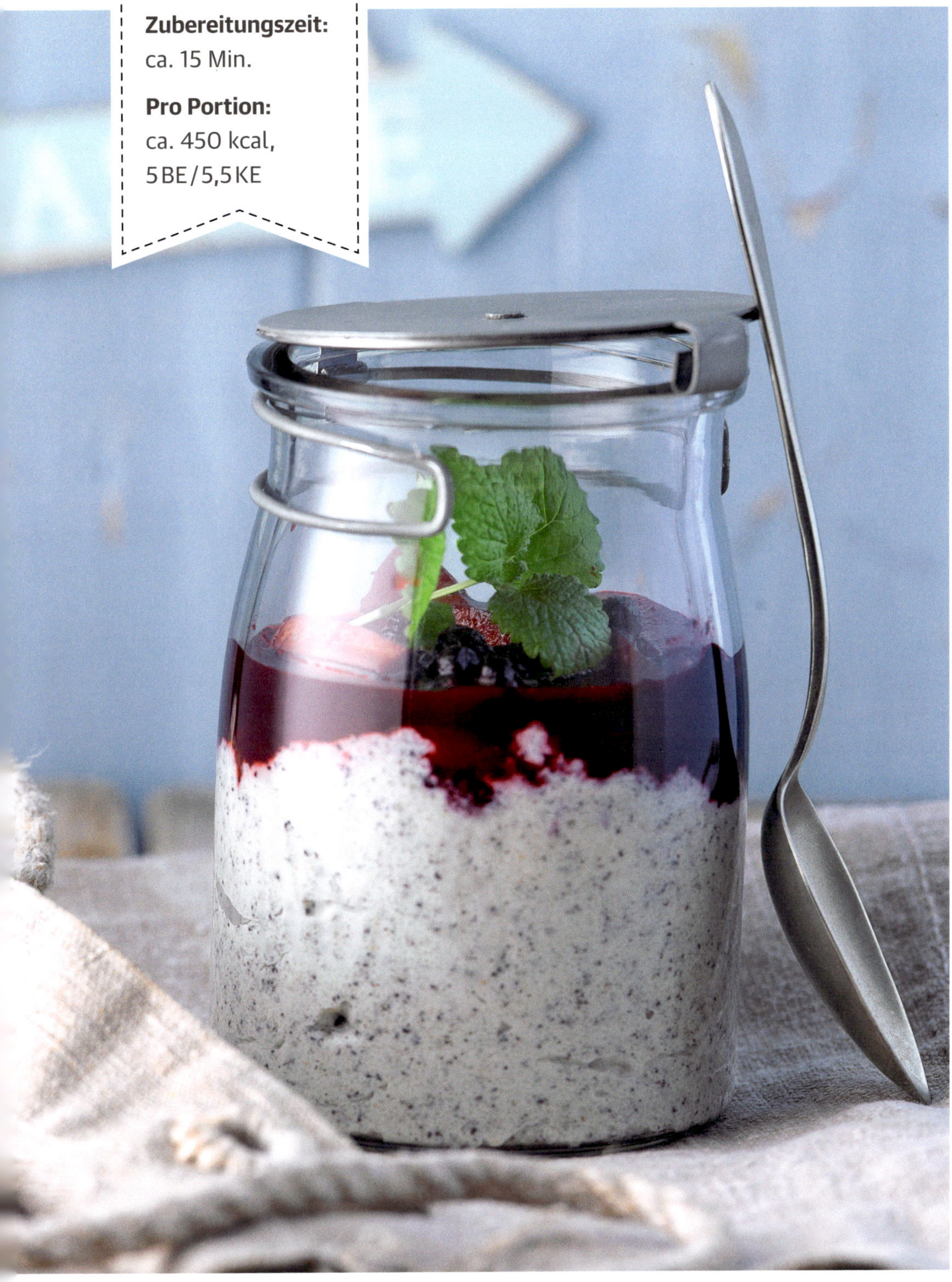

Kokosreis mit Aprikosen und Heidelbeeren

Zubereitung

1. Die Vanilleschote längs aufschneiden und das Mark herauskratzen. Milch, Sahne, Vanilleschote, -mark und 1 Prise Salz aufkochen. Den Reis einrühren. Bei milder Hitze etwa 20 Minuten quellen lassen, dabei regelmäßig umrühren. Mit 1 EL Limettensaft, 1 TL Sirup oder Honig und Süßstoff nach Bedarf abschmecken.

2. Die Aprikosen waschen, entsteinen und in Würfel schneiden. Mit restlichem Limettensaft und Sirup oder Honig pürieren.

3. Die Kokosraspel in einer Pfanne ohne Fett rösten. Die Heidelbeeren vorsichtig waschen. Die Vanilleschote aus dem Reis entfernen. Den Reis in Schälchen füllen und mit Kokosraspeln bestreuen. Mit Aprikosenmus, Heidelbeeren, Limettenstreifen und Minze garnieren.

Für 2 Personen

- ½ Vanilleschote
- 250 ml Milch (1,5 % Fett)
- 50 ml Kochsahne (15 % Fett)
- Salz
- 75 g Milchreis
- 2 EL Limettensaft
- 2 TL Holunderblütensirup oder Blütenhonig
- flüssiger Süßstoff nach Belieben
- 175 g reife Aprikosen
- 25 g Kokosraspel
- 75 g Heidelbeeren
- etwas Limettenschale in Streifen (Zesten)
- frische (Orangen-) Minze

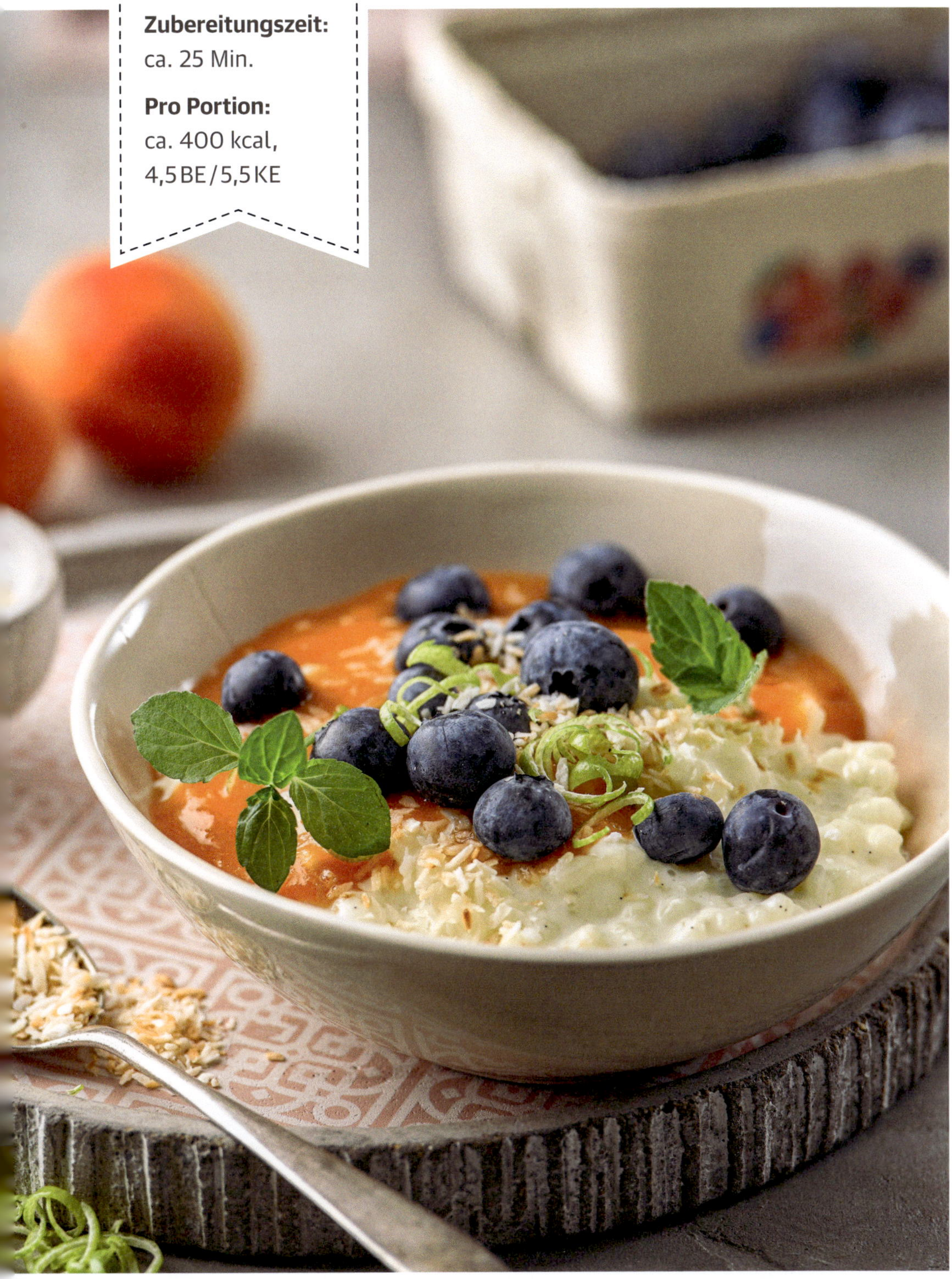

Zubereitungszeit:
ca. 25 Min.

Pro Portion:
ca. 400 kcal,
4,5 BE/5,5 KE

5 Tipps für ein gesundes Frühstück

Klassische Zutaten wie Weißmehlbrötchen, Honig und Marmelade lassen den Blutzuckerspiegel schnell in die Höhe schnellen, mit unseren 5 Tipps fürs Frühstück starten Sie gesund in den Tag.

1. Müsli – lieber selber mischen

Fertige Müslimischungen, besonders Sorten wie Schokoladen- oder Crunchymischungen enthalten oft viel Zucker. Mischen Sie gesunde Zutaten lieber selbst, zum Beispiel Vollkornhaferflocken, Leinsamen und gemischte gehackte Nüsse. Vorher ohne Fett in einer Pfanne geröstet, entfalten diese ein wundervolles Aroma.

2. Vollkorn ist besser als Weißmehl

Dank des hohen Anteils an Ballaststoffen lassen Vollkornprodukte den Blutzuckerspiegel langsamer ansteigen und Sie bleiben länger satt. Fragen Sie beim Bäcker Ihres Vertrauens aber genau nach. Viele Produkte sehen zwar durch ihre dunkle Farbe oder aufgestreute Körner nach Vollkornprodukten aus, sind aber trotzdem auf Weißmehlbasis.

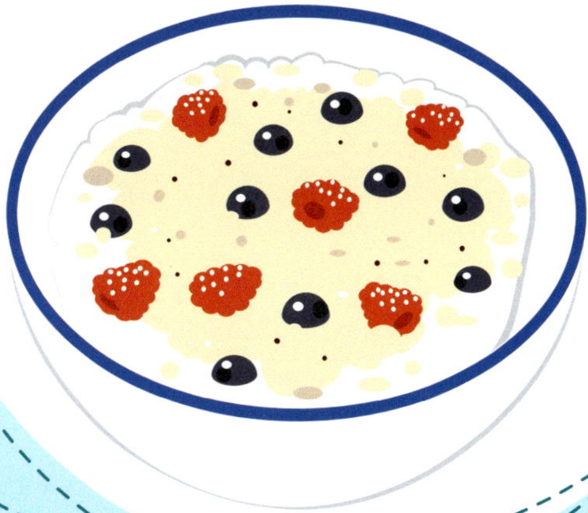

3. Marmelade

Gekaufte Marmelade hat oft einen Zuckeranteil von insgesamt über 50 %, da zum zugesetzten Zucker der Eigenanteil des Fruchtzuckers hinzukommt. Versuchen Sie ungesüßtes Fruchtmus aufs Brot. Z. B. Heidelbeeren oder frische Himbeeren einfach mit dem Stabmixer pürieren und bei Bedarf mit nur wenig Honig oder Stevia süßen.

4. Joghurt, Quark und Co.

Milchprodukte wie Joghurt, Quark, aber auch Butter dürfen natürlich auf den Tisch: Denn sie sind gute Eiweißquellen. Vermeiden Sie aber gesüßte Produkte, etwa Fertigjoghurts mit Früchten und mischen Sie lieber selbst, z. B. mit frischem Obst.

5. Obst und Gemüse

Frische Früchte sind zwar reich an Vitaminen, allerdings sollten Sie Obst nur in Maßen genießen, denn einige Sorten wie Weintrauben enthalten viel Zucker. Zugreifen dürfen Sie hingegen bei frischem Gemüse, wie Gurken oder Tomaten.

Topfenpalatschinken mit Kirschkompott

Zubereitung

1. Die Eier trennen. Eigelbe mit Milch, je 1 Prise Salz und Zimt und 75 ml Wasser verquirlen. Das Mehl unterrühren und 10 Minuten quellen lassen. Die Vanilleschote längs aufschneiden und das Mark herauskratzen.

2. Für das Kompott die Kirschen waschen und entsteinen. 3 EL Wasser mit Zitronensaft, Honig und Bittermandelaroma erhitzen. Die Kirschen darin aufkochen und zugedeckt ziehen lassen.

3. Die Eiweiße steif schlagen. Quark mit Vanillemark, Zitronensaft und -schale verquirlen. Das Eiweiß unterziehen. Den Backofen auf 180 °C vorheizen.

4. Eine beschichtete Pfanne mit Öl einpinseln und erhitzen. Aus der Eigelb-Mehl-Masse 2 Palatschinken darin backen. Mit der Quarkmasse bestreichen und aufrollen. In eine Auflaufform legen und den Joghurt darauf verteilen. Im Ofen 20 Minuten backen. Mit Puderzucker bestäuben und mit dem Kirschkompott servieren.

Für 2 Personen

- 2 Eier (Größe M)
- 75 ml Milch (1,5% Fett)
- Salz
- Zimtpulver
- 75 g Mehl (Type 1050)
- 1 Vanilleschote
- 200 g Magerquark
- Saft und etwas abgeriebene Schale von ½ Bio-Zitrone
- 1 TL Öl
- 150 g Naturjoghurt (1,5% Fett)
- 1 TL Puderzucker
- Für das Kompott:
- 175 g Süßkirschen
- 1 EL Zitronensaft
- 1 TL Honig
- 2 Tropfen Bittermandelaroma

Zubereitungszeit:
ca. 40 Min.

Pro Portion:
ca. 445 kcal,
4 BE / 5 KE

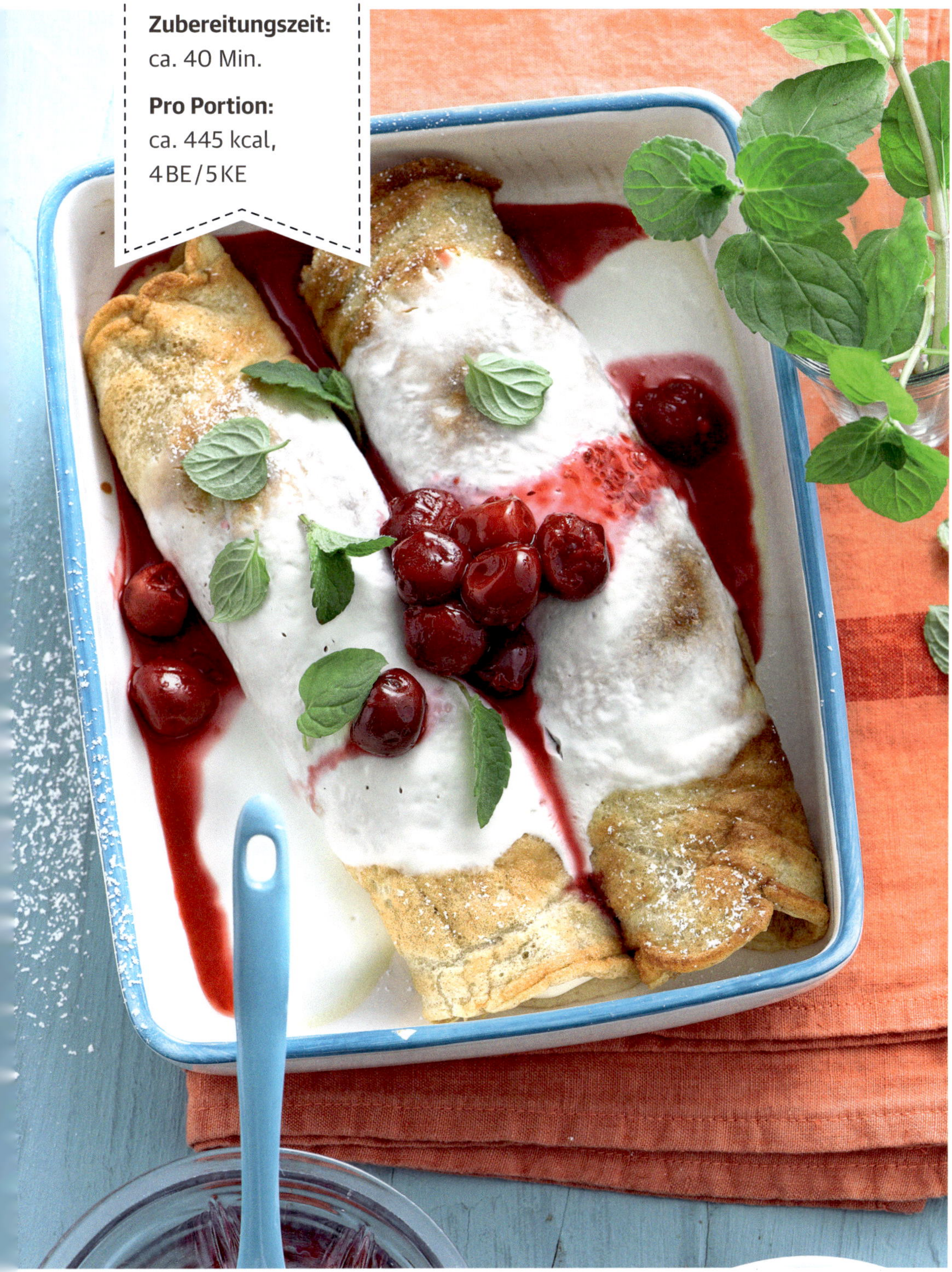

Quarkkäulchen mit Pflaumenkompott

Zubereitung

1. Die Kartoffeln mit der Schale in Wasser garen. Die Vanilleschote längs aufschneiden und das Mark herauskratzen. Die Pflaumen waschen, falls nötig, entsteinen und in Spalten schneiden. Mit Zitronensaft, 50 ml Wasser, 1 TL Bio-Zitronenschale, Honig, Rumaroma, Zimtstange und Gewürznelken aufkochen. Zugedeckt 10 Minuten garen. Abkühlen lassen, Zimtstange und Nelken entfernen.

2. Die Kartoffeln pellen und durchpressen. Mit Quark, Mehl, 1 Prise Backpulver, Ei, 1 Prise Salz, dem restlichen Vanillemark und der restlichen Zitronenschale sowie 1 Prise Zimt verkneten. Den Teig kurz ruhen lassen und dann daraus flache Klöße formen.

3. In einer beschichteten Pfanne im heißen Öl auf beiden Seiten knusprig braten. Mit Zimt bestreuen, nach Belieben mit Melisse oder Minze garnieren. Mit dem Pflaumenkompott servieren.

Für 2 Personen

- 400 g mehligkochende Kartoffeln
- 1 Vanilleschote
- 250 g Pflaumen (frisch oder TK)
- 2 EL Zitronensaft
- 2 TL abgeriebene
- Bio-Zitronenschale
- 1 TL Honig
- 2 Tropfen Rumaroma
- 1 Zimtstange
- 2 Gewürznelken
- 150 g Magerquark
- 30 g Mehl (Type 1050)
- Backpulver
- 1 Ei
- Salz
- Zimtpulver
- 2 EL Öl

Tipp: Sie mögen lieber rote Grütze? Dann 50 ml roten Johannisbeersaft (ungezuckert) mit Vanilleschote, der Hälfte des Vanillemarks, 1 TL Zitronenschale und 1 Prise Zimt aufkochen. 250 g TK-Beeren darin erhitzen. 1 TL Speisestärke mit 50 ml Wasser verrühren. Stärke und 1 TL Honig untermischen. Weiterköcheln lassen, bis die Stärke bindet. Die Grütze abkühlen lassen und die Vanilleschote entfernen. Pro Person ca. 445 kcal, 2 BE/2,5 KE.

Zubereitungszeit:
ca. 35 Min.

Pro Portion:
ca. 455 kcal,
4,5 BE/5,5 KE

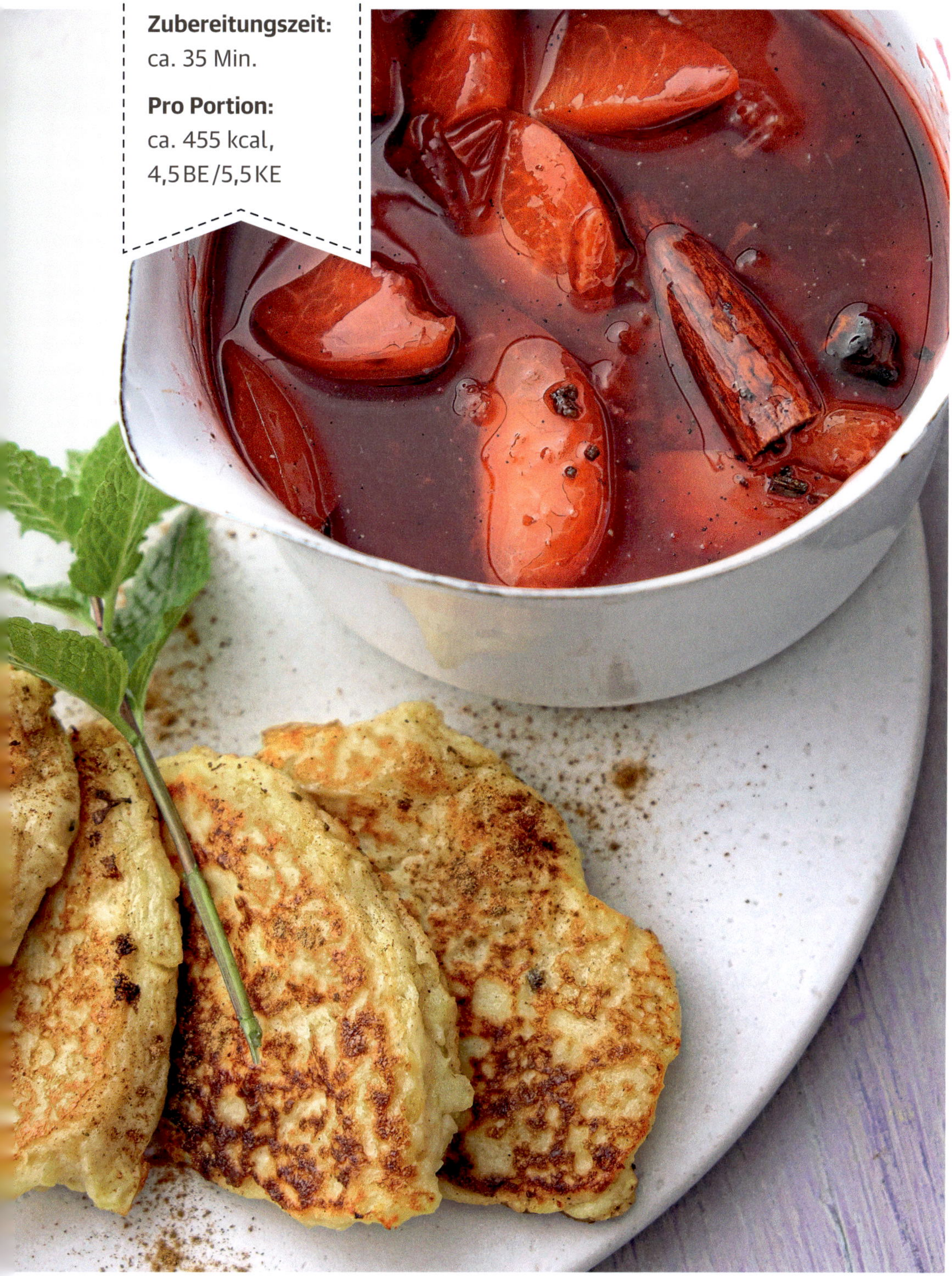

Apfelpfannkuchen mit Minze

Zubereitung

1. Die Eier trennen. Eigelbe mit Vanillezucker, Quark, Zitronenschale und Rumaroma verquirlen. Mit Mehl und Mineralwasser verrühren, 5 Minuten quellen lassen. Die Äpfel waschen, vierteln, entkernen und ungeschält in dünne Spalten schneiden. Mit etwas Zitronensaft beträufeln.

2. Den Backofen auf 60 °C vorheizen. Eiweiße mit 1 Prise Salz steif schlagen, mit 2 EL gehackter Minze unter den Teig heben. 1 EL Öl in einer beschichteten Pfanne erhitzen. Die Hälfte des Teiges darin verteilen und mit der Hälfte der Äpfel belegen. Zugedeckt 3 Minuten backen (die Teigoberfläche sollte fest sein). Den Pfannkuchen wenden und erneut 5 Minuten backen. Auf einem Teller im Ofen warm halten.

3. Die Pfanne, falls nötig, mit Küchenpapier säubern. Im restlichen Öl den zweiten Pfannkuchen backen. Mit Puderzucker bestäuben und mit Minze garnieren.

Für 2 Personen

- 2 Eier (Gr. M)
- 1 Päckchen Bourbon-Vanillezucker
- 100 g Magerquark
- 1 TL abgeriebene Bio-Zitronenschale
- 2 Tropfen Rumaroma
- 100 g Mehl (Type 1050)
- ca. 125 ml Mineralwasser mit Kohlensäure
- 2 Äpfel (ca. 250 g)
- Zitronensaft
- Salz
- frische Minze
- 2 EL Öl
- 1 TL Puderzucker

Zubereitungszeit:
ca. 30 Min.

Pro Portion:
ca. 475 kcal,
4,5 BE/5,5 KE

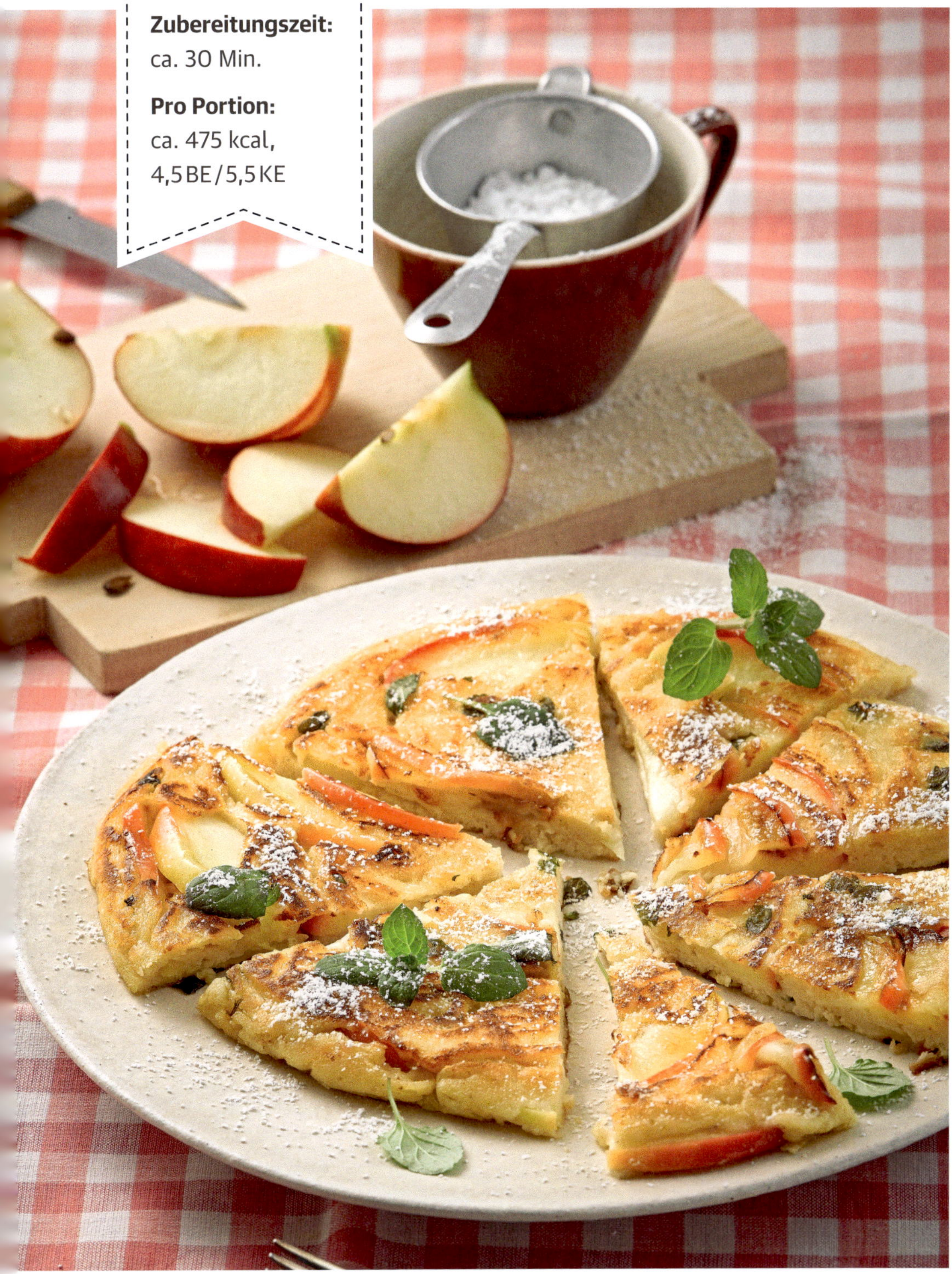

Zwetschgenknödel mit Haselnussstreuseln

Zubereitung

1. Die Vanilleschote längs aufschneiden und das Mark herauskratzen. Die Kartoffeln schälen und zerdrücken. Mit Mehl, Eigelb, 1 Prise Salz, 1 TL Butter und Zitronenschale verkneten. Die Teigrolle in 4 Portionen teilen und diese flach drücken.

2. Die Zwetschgen waschen und 4 Zwetschgen entsteinen. Je 1 entsteinte Zwetschge mit dem Teig umhüllen und zu Knödeln formen. Reichlich Wasser mit 1 Prise Salz und der Vanilleschote aufkochen. Die Knödel 10 Minuten darin köcheln lassen. 3 Zwetschgen kurz mitköcheln, bis die Schale platzt. Herausnehmen, entsteinen und halbieren.

3. Semmelbrösel und Nüsse oder Mohn in einer beschichteten Pfanne in der restlichen Butter mit dem Vanillemark und Zimt rösten. Die Knödel aus dem Wasser nehmen und abtropfen lassen. In der Bröselmischung wenden. Je 2 Knödel mit 3 Zwetschgenhälften anrichten und mit Puderzucker bestreuen.

Für 2 Personen

- ½ Vanilleschote
- 180 g Pellkartoffeln vom Vortag
- 50 g Weizenmehl (Type 1050)
- 1 Eigelb
- Salz
- 3 TL Joghurtbutter
- 1 Msp. abgeriebene Bio-Zitronenschale
- 7 mittelgroße Zwetschgen
- 10 g (Vollkorn-) Semmelbrösel
- 10 g gemahlene Haselnüsse oder gemahlener Mohn
- Zimtpulver
- 1 TL Puderzucker

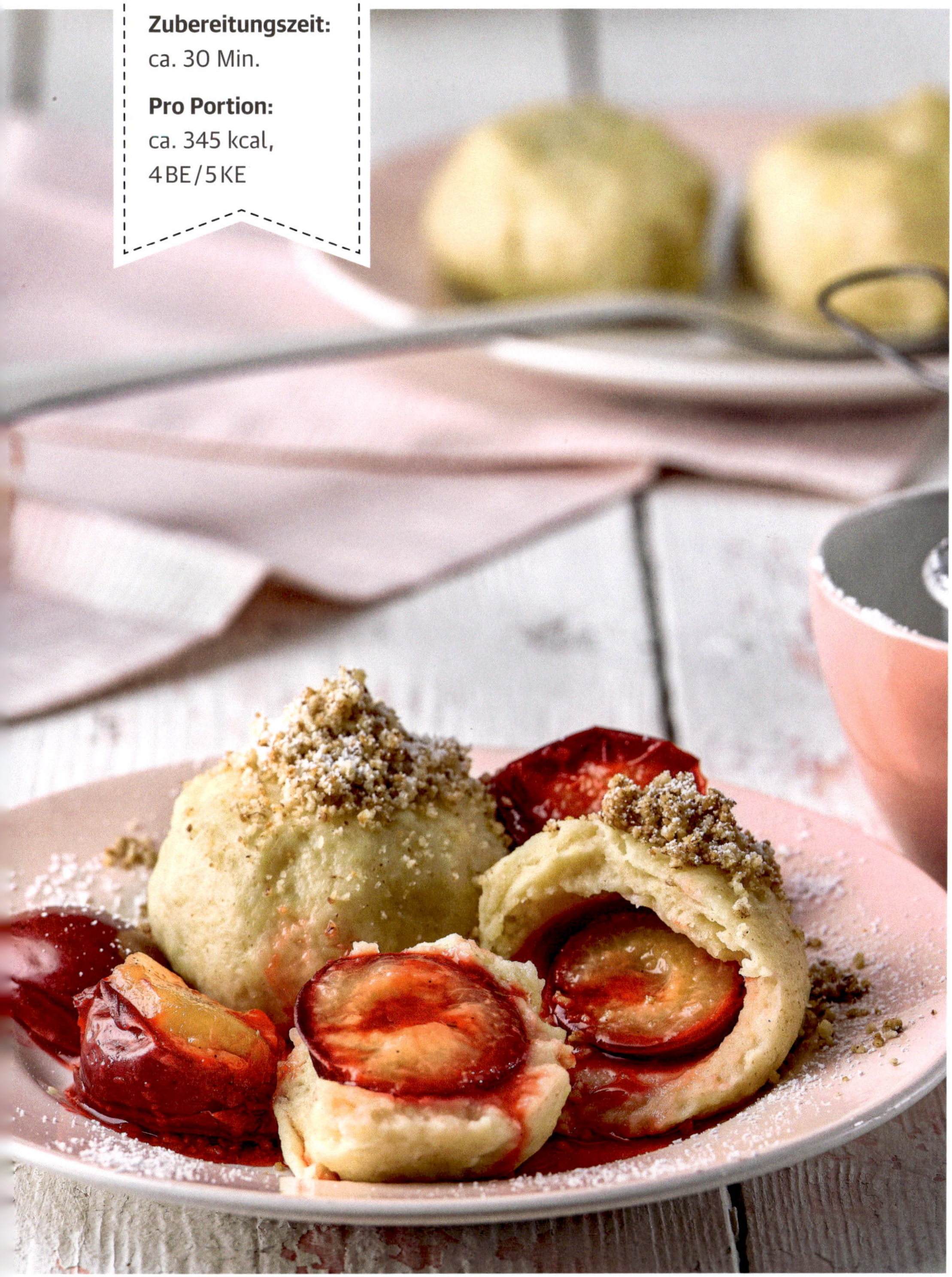

Zubereitungszeit:
ca. 30 Min.

Pro Portion:
ca. 345 kcal,
4 BE / 5 KE

Register

G

H & I

K & L

M & N

O & P

Q & R

S

T

W & Z

Impressum

Genussvoll abnehmen mit Diabetes

ISBN: 978-3-927216-63-1
PZN: 16893158

1. Auflage 2021
Wort & Bild Verlag
Konradshöhe GmbH & Co. KG
Konradshöhe 1, 82065 Baierbrunn
Handelsregister:
Amtsgericht München
HRA 44980
UST-ID-NR. DE 130750628

Geschäftsführer: Andreas Arntzen (Vorsitzender), Dr. Dennis Ballwieser
Chefredakteurin:
Anne-Bärbel Köhle
Text und Koordination:
Christine Kluge

Bildbearbeitung: Olaf Schnee
Produktion: Angelika Emmert
Grafische Gestaltung: Irene Schulz
Lektorat: Edelgard Prinz-Korte
Satz: Büro 18, Friedberg (Bay.)

Druck: Grafisches Centrum Cuno GmbH & Co. KG, Calbe

MIX
Papier aus verantwortungsvollen Quellen
FSC
www.fsc.org
FSC® C043106

Im Vertrieb der Edel Verlagsgruppe
Edel Germany GmbH,
Neumühlen 17, 22763 Hamburg,
buchvertrieb@edel.com

Das Layout und die Texte wurden lizenziert von der ZS Verlag GmbH,
Konzept und Projektleitung:
ZS Verlag GmbH.

Bildnachweis

Illustrationen:
Koordination durch Christian Müskes, Anfertigung der Zeichnungen durch Christian Freydank, für W&B 2, 4, 5, 6, 7, 8, 9, 10, 12, 13, 14, 15, 16, 19, 20, 69, 129
Kramp & Gölling für ZS 68
Neubauer, Matthias für ZS 37, 54-55, 112-113
Shutterstock/Urrea, Luis Echeverri 118
Stockfood/Schardt, Wolfang 80-81
Stockfood/Schütz, Anke 22-23
Timmann, Claudia Umschlag
W&B/Eichner, Carsten 25, 27, 29, 31, 33, 35, 39, 41, 43, 45, 47, 49, 51, 53, 57, 59, 61, 63, 65, 67, 71, 73, 75, 77, 79, 83, 85, 87, 89, 91, 93, 95, 97, 99, 101, 103, 105, 107, 109, 111, 115, 117, 121, 123, 125, 127, 131, 133, 135, 137, 142
W&B/Dashuber, Thomas 4
W&B/Mader & Schmid 92

Die Ratschläge in diesem Buch wurden sorgfältig von Autoren und Verlag erarbeitet und geprüft. Erkrankungen gehören in ärztliche Behandlung. Das Buch kann daher keinen ärztlichen Rat ersetzen.